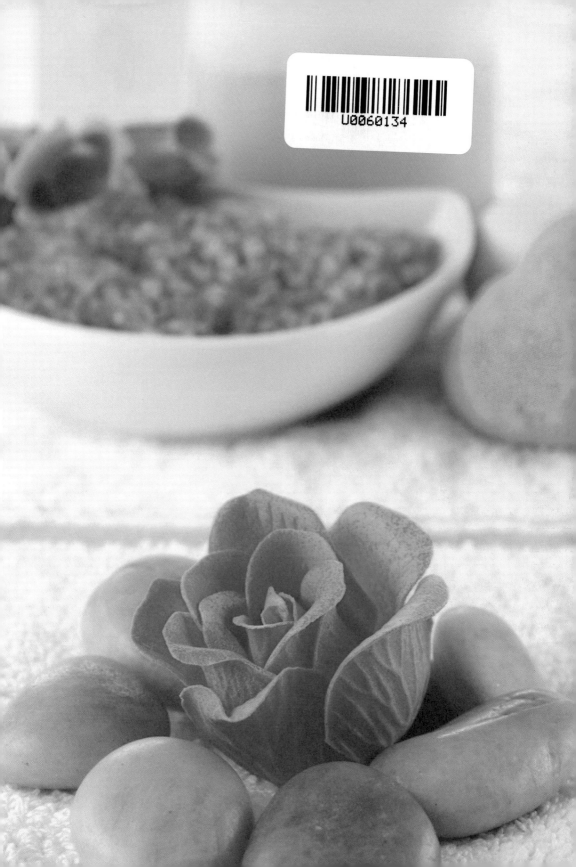

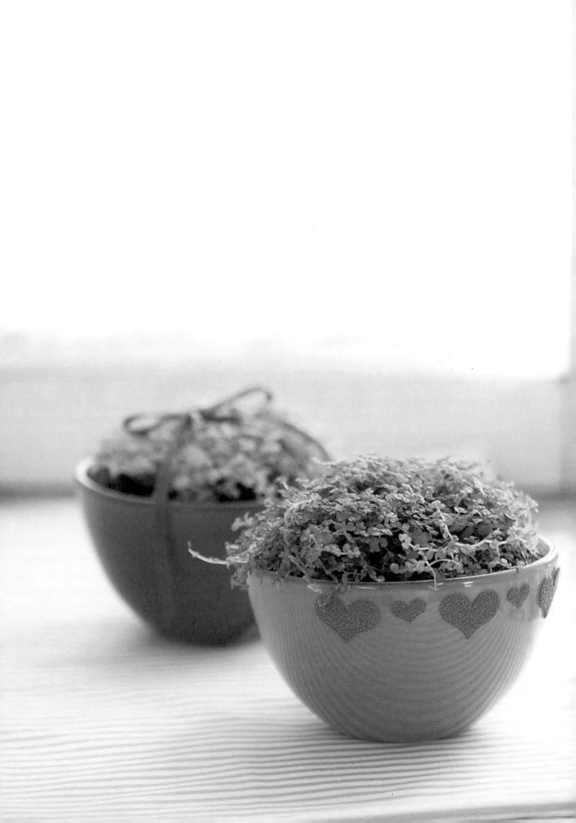

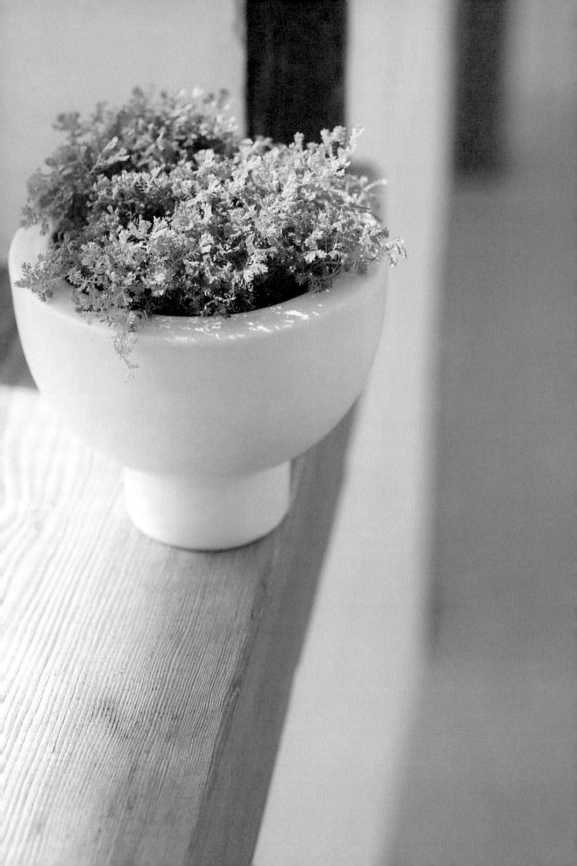

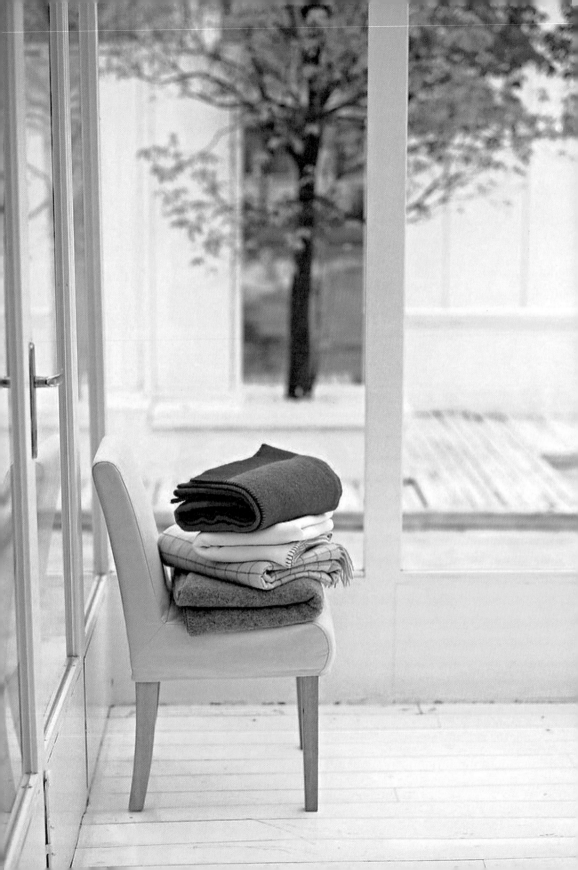

一按見效

吳中朝 教你按出自癒力與免疫力

前言

人體有很多穴位，人也會生各種疾病，那麼，各種疾病該用什麼穴位來治療呢？有人說 穴位治病我知道，很簡單，胃痛就按足三里穴，牙痛就按合谷穴。難道，用穴位治病真這麼簡單嗎？

其實不然，人體眾多的穴位，就如眾多的中藥材一樣，必須根據病情辨證，選擇配伍，才能有好的療效，才有可能從根本上解決問題。

平時工作、生活中，我們經常碰到一些患者、朋友來詢問有關如何選穴治病、養生的問題。交談中發現，他們對穴位治病或養生興趣很大，但對如何選穴、用穴卻不太清楚，想當然，常常效果不明顯，甚至產生一些不良反應。

我從事針灸臨床實踐三十餘年，在臨床工作中接觸了大量病例。三十餘年的臨床經驗，讓我深深地體會到 「取穴貴精不貴多，配伍得當才能有速效。如果亂取穴，有些穴位之間會有拮抗作用，降低或沒有療效。」

為了幫助朋友們在日常生活中方便選穴、用穴來治病或養生，我在編寫本書時做了一些安排。疾病的選擇上，主要考慮生活中的常見疾病，並給出這些疾病的主要分型，不求面面俱到，只求盡可能地滿足日常需要。同時，介紹了針對各型疾病的穴位治療方和根據身體部位及四季變化制定的穴位養生方。這些穴位方，都是經過多年臨床實踐檢驗的，穴少、效好、安全。

本書的另一大特點，就是對所涉疾病治療的每個穴位都配以彩色、清晰真人示範圖的簡易取法，即使非專業的您也能輕鬆找準穴位。

希望本書能提高讀者用穴位來治病及養生保健的水準，少做無用功，避免穴位誤取而影響療效。希望讀者通過對本書的學習，從此讓自己走上一條正確的養生之路，健康快樂、頤養天年！

目錄

壹、吳中朝行醫 30 年，80 招教你防治常見疾病

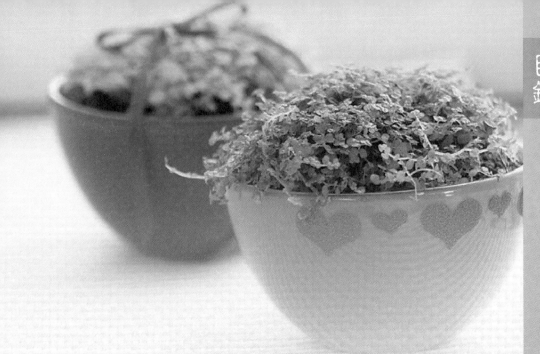

貳、養五臟、補氣血穴位方

參、從頭到腳談養生

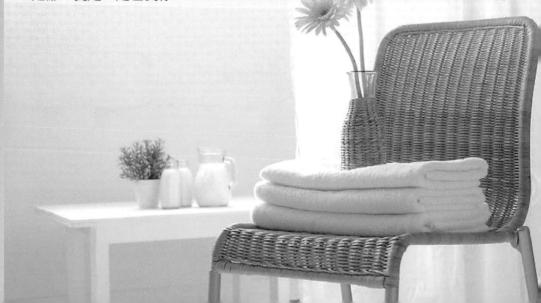

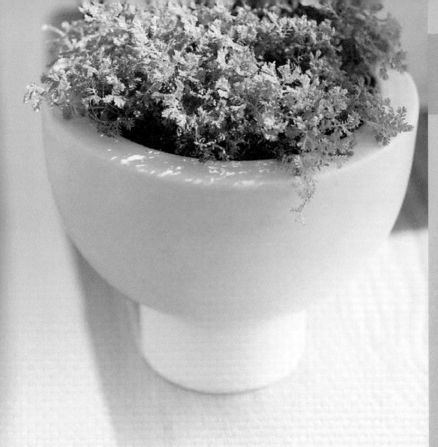

肆、讓女人美麗的穴位方

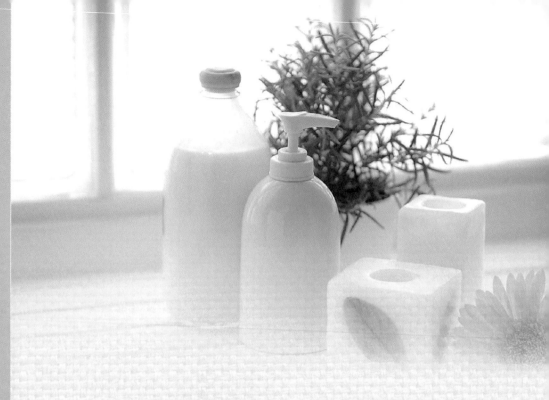

伍、讓男人自信的穴位方

陸、讓兒童健康成長的穴位方

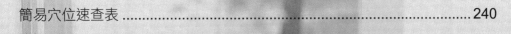

附錄一 四季養生特效穴,春夏秋冬健康過

附錄二

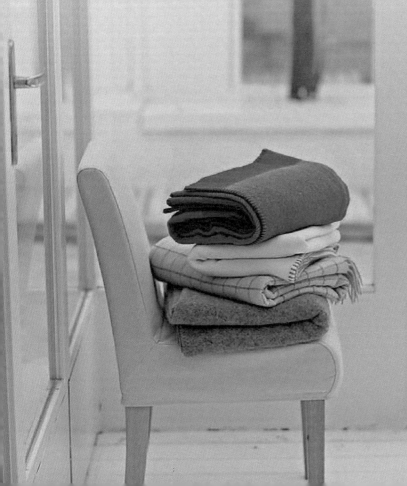

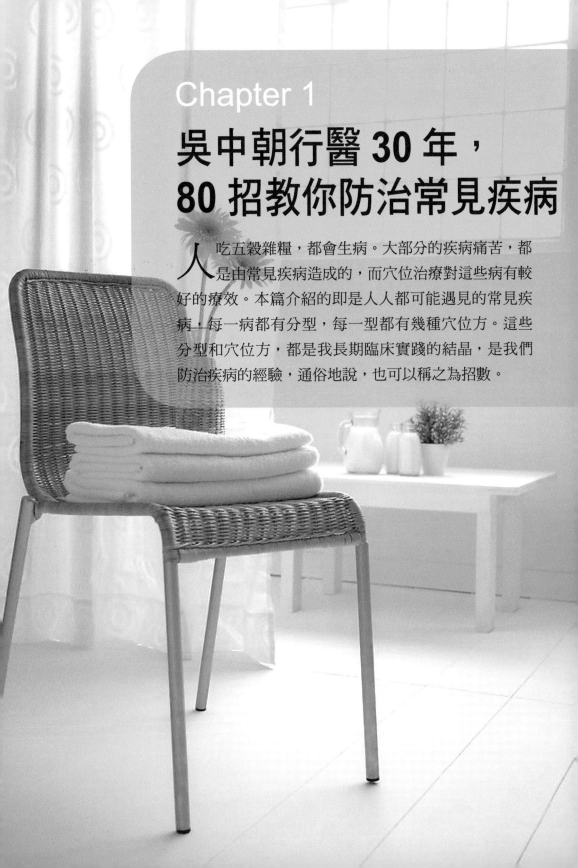

Chapter 1

吳中朝行醫 30 年，
80 招教你防治常見疾病

人吃五穀雜糧，都會生病。大部分的疾病痛苦，都是由常見疾病造成的，而穴位治療對這些病有較好的療效。本篇介紹的即是人人都可能遇見的常見疾病，每一病都有分型，每一型都有幾種穴位方。這些分型和穴位方，都是我長期臨床實踐的結晶，是我們防治疾病的經驗，通俗地說，也可以稱之為招數。

感冒　用吹風機熱療風府穴

感冒是一種最常見的疾病，幾乎每個人都感冒過。是不是所有的感冒都千篇一律地可以喝薑湯或喝感冒熱飲衝泡劑呢？當然不是。感冒有很多種原因，需要對症治療才行。

大體上，感冒分風熱和風寒兩種。風寒感冒就是遭受了風寒之邪，也就是我們說的「著涼」，症狀是流清鼻涕，咳吐的痰也是清稀痰，會頭痛發熱，但是並不會出汗。風熱感冒是由於遭受了熱邪，一般發生在夏秋季，多有汗出。

此外，還有一種感冒是由體虛引起的。相信大家一定不陌生，體質差的人往往就容易感冒，而且會反覆感冒。剛好了沒幾天，遇個氣溫降下的天氣就又感冒了。這就是體虛造成的感冒，身體的抵抗力弱了，自然就抵禦不了外邪。這時候，增強體質就是關鍵。

診斷及穴位方

主要類型		風熱感冒	風寒感冒	體虛外感
症狀	主要症狀	發熱、頭痛、鼻塞		
	併發症	發熱重、頭脹痛、有汗、咽喉紅腫疼痛、咳嗽、痰黏或黃、鼻塞黃涕、口渴喜飲	惡寒發熱、無汗、頭痛、肌肉酸痛、鼻塞聲重、時流清涕、喉癢、咳嗽、咳吐稀白痰或清痰、口不渴或喜熱飲	發熱、頭痛、汗出、鼻鳴、乾嘔
穴位	主穴	風府穴、孔最穴、合谷穴		
	配穴	曲池穴、印堂穴、外關穴	印堂穴、外關穴	百會穴、足三里穴

基本治療方

1 當有感冒前兆的時候，首先應該敲打大腸經[①]，然後按壓風府穴，用指腹用力按壓，每次 3~5 分鐘。如果是風寒感冒，可以用吹風機對著穴位處熱療，效果最佳。

> **註 1**
>
> 手陽明大腸經起於食指末端商陽穴，經手臂外側、肩部和臉部，止於鼻翼兩側迎香穴。

2 每天用核桃等物體在孔最穴處按揉 10 分鐘，效果很好。如果感冒比較輕微，可以按揉兩手合谷穴各 3~5 分鐘。

3 黃芩、紫蘇葉各 20 克，防風 25 克。將上述三種藥物放在帶有尖嘴的煎藥沙鍋中，加水熬煎。每日服用 1 次。本方法適用於一般性感冒的初起者。

吳老師教你找對穴

風府穴	孔最穴	合谷穴
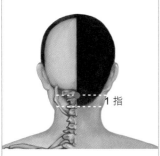	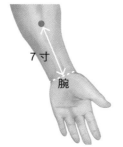	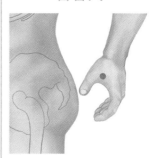
沿脊椎向上，入後髮際上 1 寸處。	在前臂前半部分，腕掌側遠端橫紋上 7 寸，尺澤穴與太淵穴連線上。	在手背第 1、第 2 掌骨之間，偏靠第 2 掌骨中點處。
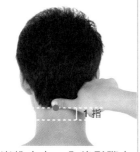	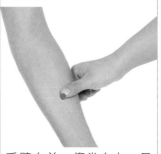	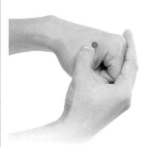
沿脊椎向上，入後髮際上 1 橫指處即是。	手臂向前，仰掌向上，另手握住手臂中段處，大拇指指甲垂直下壓處即是。	輕握拳，拇指和食指指尖輕觸，另隻手握拳外，拇指指腹垂直下壓處即是。

風熱感冒 > 指端點按曲池穴，指腹摩揉印堂穴

1 曲池穴是一切外感病都可以使用的穴位，點按曲池穴具有很好的清熱瀉火作用。

2 如果風熱感冒伴有前額痛，最實用的方法是用指腹摩揉兩眉中間的印堂穴。

3 按揉外關穴對於驅除外感風寒，避免引起重感冒，有良好的效果。

風寒感冒 > 喝碗「蘇葉桂枝湯」

中醫名家岳美中常用《傷寒論》中的「桂枝湯」，而我喜歡加上蘇葉，即將蘇葉、桂枝、白芍、紅棗、生薑、炙甘草熬在一起，就是一碗治風寒感冒的「酸辣湯」。喝完後，蓋上被子一發汗就舒服了。此外，還可按摩印堂穴、外關穴，效果也很好。

吳老師教你找對穴

曲池穴	印堂穴	外關穴
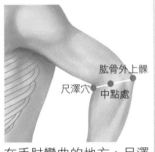	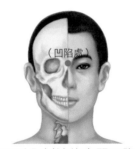	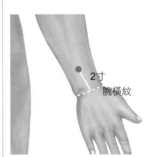
在手肘彎曲的地方，尺澤穴和肱骨外上髁之間的中點處。	兩眉毛內側端的中間凹陷處。	在前臂部分，手背腕橫紋上2寸，尺、橈骨之間。
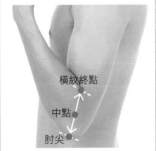	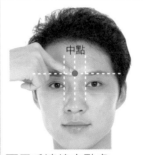	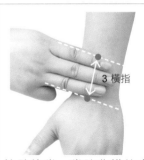
將手肘內彎，取紋頭與肘尖之間的中間點。	兩眉毛連線中點處。	抬臂俯掌，掌腕背橫紋中點往上3橫指，前臂兩骨頭之間的凹陷處。

體虛外感 > 多敲大腸經和胃經

1 如果頭重發悶，感覺有厚厚的東西蓋在腦袋上，那麼，按揉百會穴是最佳選擇。

2 時常敲大腸經和胃經[1]，以及按壓手上的合谷穴（見 17 頁）和腿上的足三里穴，可以增強體質。尤其是老年人、小孩、孕婦更應該常按這些穴位。

> 註 1
>
> 足陽明胃經起於目下承泣穴，經臉部、頸部、胸腹部、腿部以及足背，止於足 2 趾末端屬兌穴。

吳老師教你找對穴

百會穴

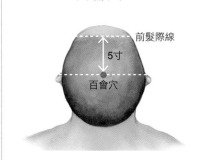

前髮際線
5寸
百會穴

在頭部，前髮際正中直上 5 寸。

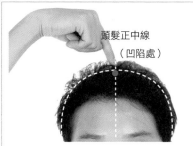

頭髮正中線
（凹陷處）

正坐，兩耳尖與頭正中線相交處，按壓有凹陷處即是。

足三里穴

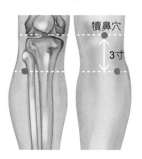

犢鼻穴
3寸

在小腿前外側，犢鼻穴下 3 寸，脛骨前脊外 1 寸。

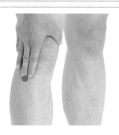

站直彎腰，同側手虎口圍住髕骨上外緣，其餘四指向下，中指指尖處即是。

篇壹

吳中朝行醫 30 年，80 招教你防治常見疾病

19

咳嗽 按壓天突穴能止咳

在中醫上，引起咳嗽的原因有很多種，首先就是外感風寒或風熱，壅遏了肺氣。壅遏是什麼意思？就是擋住了。肺氣被擋住了，呼吸道不暢通了，自然就引發了咳嗽。

另一個原因是痰多阻滯。一般來說，正常人在吃進東西後，該消化的消化，該排出的排出，這就是脾胃消化和運化的功能。但是，一些脾胃虛弱的人，運不走這些細微物質，就會使其儲存在肺裡面。而肺又是清虛之臟，也就是嬌嫩，不耐寒熱，它裡面放不了任何東西，痰多阻滯在那裡後，人就會咳嗽，並伴有胸悶。

在五行當中，肝屬木，肺屬金。中醫當中有個說法「木火刑金」，也就是如果肝火過旺，就會耗灼肺陰，出現乾咳、胸悶疼痛、心煩等症狀，肝木化火，從而加劇了肺金病證的變化。

再一個原因就是肝腎陰虛，體內的津液少了，肺就失去了滋潤。這麼嬌嫩的臟器一旦變得乾燥，就會乾咳不止。此症一般多見於熱病、久病以及高齡的人。

診斷及穴位方

主要類型		風寒咳嗽	風熱咳嗽	燥熱咳嗽
症狀	主要症狀	咳嗽、咳痰、鼻子不通		
	併發症	痰白色稀、流清涕	痰稠色黃、流黃涕	乾咳無痰或痰少
穴位	主穴	天突穴、肺俞穴、膻中穴		
	配穴	尺澤穴、列缺穴	曲池穴、魚際穴	肩井穴、風池穴

基本治療方

1 在咳嗽初起、病情較急時，取穴以肺經[1]為主，另外按壓如天突穴、肺俞穴、膻中穴等也非常有幫助。在按壓穴位時，力量宜大一些，手法要重一點。

2 將兩枚鮮石榴剝去外皮，取其果肉搗爛，以開水浸泡過濾取汁，飲汁。此飲可生津止咳、潤燥利咽。

註 1

手太陰肺經起於身體中部，與大腸相聯，與肺相接。自腋下分出，從前胸兩側的中府穴沿手臂至拇指少商穴止。

吳老師教你找對穴

天突穴	肺俞穴	膻中穴
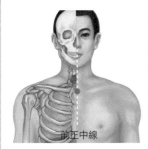	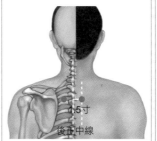	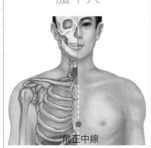
位於頸部，當前正中線上，胸骨上窩中央。	在脊柱區，第 3 胸椎棘突下，後正中線旁 1.5 寸。	胸部前正中線上，兩乳頭之間的中點。
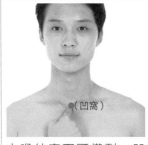	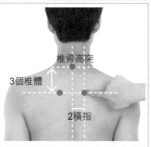	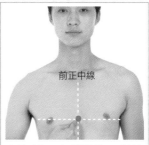
由喉結直下可摸到一凹窩，中央處即是。	低頭屈頸，頸背交界處椎骨高突向下推 3 個椎體，下緣旁開 2 橫指處即是。	在胸部，由鎖骨往下數第 4 肋間，平第 4 肋間，兩乳頭連線的中點，當前正中線上即是。

風寒咳嗽 > 散風寒，喝碗薑湯

1 搭配尺澤穴、列缺穴，採取適當的灸法，如艾條灸[1]；或用熱敷等，有較好的溫經散寒作用。

2 取百部 10 克、生薑 6 克（壓碎），加適量水煎煮 20~30 分鐘，去渣取汁，調入蜂蜜少許，分次溫服。

> 註 1
> 艾條點燃後置於穴位或病變部位上進行熏灼的艾灸方法。

吳老師教你找對穴

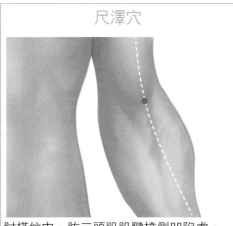

尺澤穴

肘橫紋中，肱二頭肌肌腱橈側凹陷處。

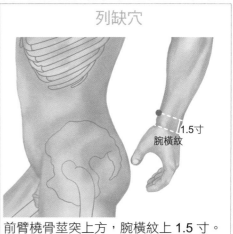

列缺穴

前臂橈骨莖突上方，腕橫紋上 1.5 寸。

1.5寸
腕橫紋

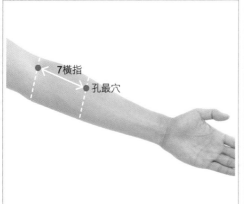

7橫指
孔最穴

先找到孔最穴（見 17 頁），向上 7 橫指處即是。

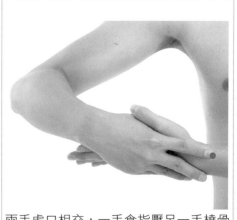

兩手虎口相交，一手食指壓另一手橈骨莖突上，食指尖到達處即是。

風熱咳嗽 > 重按魚際穴泄肺熱

1 重按曲池穴、魚際穴兩穴，如果患者有經驗，也可用三棱針點刺，出血如豆狀，以疏風泄熱。

2 風熱咳嗽常發生在夏季天氣炎熱時，夏天要注意防中暑。

吳老師教你找對穴

曲池穴

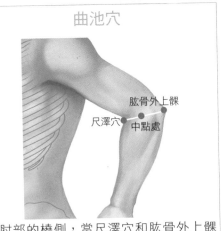

在肘部的橈側，當尺澤穴和肱骨外上髁之間的中點處。

魚際穴

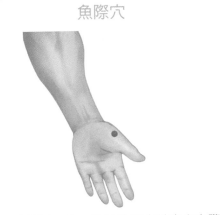

在手外側，第 1 掌骨橈側中點赤白肉際處。

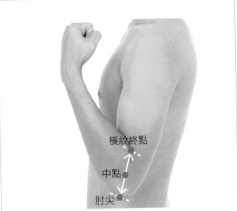

將手肘內彎，取橫紋終點與肘尖之間的中點即是。

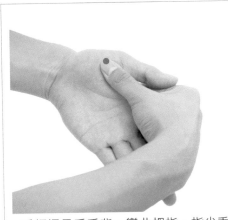

一手輕握另手手背，彎曲拇指，指尖垂直下按第 1 掌骨中點肉際處即是。

燥熱咳嗽 > 多吃梨潤肺

1　拿捏肩井穴和風池穴，時間不限，次數多多益善，以疏散表邪、清熱。

2　夏秋之交，天氣尚未轉涼，又變得乾燥，平時應注意多喝水，多吃梨以潤肺。

吳老師教你找對穴

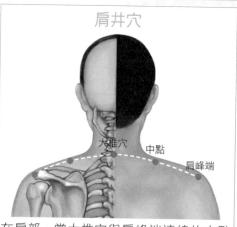

肩井穴

在肩部，當大椎穴與肩峰端連線的中點上。

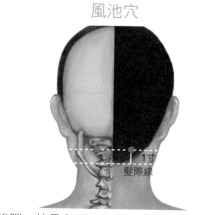

風池穴

後腦，枕骨之下，入髮際 1 寸，胸鎖乳突肌與斜方肌上端之間的凹陷處。

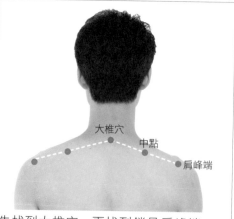

先找到大椎穴，再找到鎖骨肩峰端，二者連線中點即是。

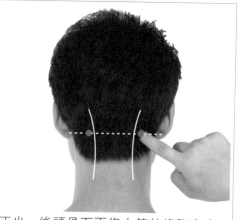

正坐，後頭骨下兩條大筋外緣陷窩中，與耳垂齊平處即是。

哮喘　膀胱經①走罐②也能治哮喘

在生活中，哮喘病十分常見，而且還很纏人，它不止發作一次，總是會反覆發作。在中醫上，我們把哮喘的原因分為內因和外因。

從內因上來講，就是人的脾肺之氣薄弱。脾氣不足就運化不了水濕而成痰，它就會儲存在肺臟裡面。這時候，如果肺氣也不足的話，排又排不出去，降也降不下來，它就壅塞在肺部了。換句話說，就是痰濁擋住氣道了。

在肺氣不暢的情況，再受到寒涼之氣或花粉、粉塵之類的外邪，哮喘就發作了，這就是外因。所以，哮喘患者在保健的時候，要內外兼治。

註 1

足太陽膀胱經起於內眼角的睛明穴，過額至頂，再下行於後腦底部並分為兩支脈，一支平行於脊椎，與膀胱相聯；另一支則於較外部與內支脈平衡。兩條支脈於大腿後側膝蓋處委中穴會合，止於足小趾外側的至陰穴。

註 2

走罐是指在拔罐時，把罐體推拉移動，以擴大作用面的拔罐療法。

診斷及穴位方

主要類型		哮喘實證	肺氣虛弱	脾腎不足
症狀	主要症狀	呼吸困難、痰鳴氣喘		
	併發症	伴痰黃、發熱等症狀	常見於久病的病人	大便溏薄或便秘、冒冷汗
穴位	主穴	天突穴、定喘穴		
	配穴	外關穴、列缺穴	氣海穴、關元穴	湧泉穴、足三里穴

1 用食指或中指指腹慢慢點按天突穴 1~2 分鐘，有利於宣肺化痰，治療咳喘。

2 用手指指腹按摩定喘穴。哮喘症狀明顯的患者可以多按摩幾次，隔 3~5 小時 1 次。此方法適合任何哮喘患者。

3 患者俯臥，在其脊柱兩旁膀胱經部位塗滿凡士林或其他潤滑劑，拔火罐後在其背上上下往返遊走，以皮膚潮紅為度，有較好的強身止喘作用。

吳老師教你找對穴

天突穴	定喘穴

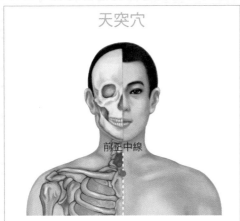

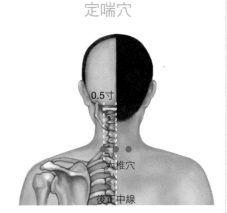

在頸前，胸骨上窩中央，前正中線上。

在脊柱區，橫平第 7 頸椎棘突下，後正中線旁開 0.5 寸。

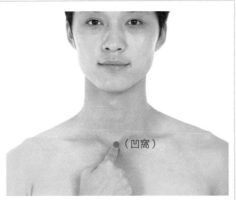

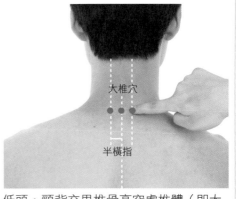

喉結直下可摸到一凹窩，中央處即是。

低頭，頸背交界椎骨高突處椎體（即大椎穴）下凹陷，旁開半橫指處即是。

哮喘實證 〉 地龍也能通絡定喘

1 兼有感冒症狀的患者，可以加按外關穴、列缺穴，手法可稍重一些。

2 哮喘發作時，可用地龍烘乾研粉，每次服 1~3 克，每日 3 次，可久服。
亦可用玉竹 3~5 克，白梨 1 個切片，水煎加糖適量，分 3 次服完，宜久服。

吳老師教你找對穴

外關穴

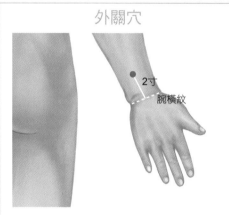

在前臂後區，腕背側遠端橫紋上 2 寸，
尺骨與橈骨間隙中點。

列缺穴

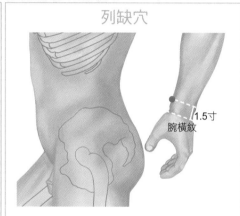

在前臂，腕掌側遠端橫紋上 1.5 寸，拇短
伸肌腱與拇長展肌腱之間，拇長展肌腱
溝的凹陷中。

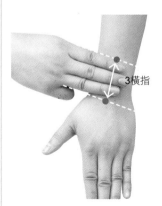

抬臂俯掌，掌腕背橫紋中點往上 3 橫指，
前臂兩骨頭之間的凹陷處。

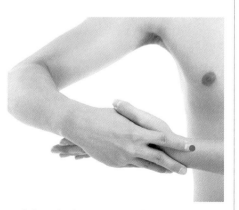

兩手虎口相交，一手食指壓另一手橈骨
莖突上，食指尖處即是。

肺氣虛弱 〉 灸氣海穴、關元穴補肺氣

1 氣虛無力的患者，可以加按氣海穴、關元穴，亦可用艾條灸。對這些患者，在按摩的時候，手法要輕柔，時間不宜過長。

2 平時可服用人參五味子湯或玉屏風散等中藥方劑。

3 將五味子、烏梅搗爛，與等份的川貝母粉一起敷在胸部、背部或足部的任一部位，此方法適合於肺腎陰虛的患者。

吳老師教你找對穴

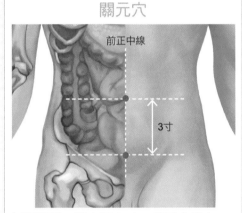

氣海穴	關元穴

在下腹部，臍中下 1.5 寸，前正中線上。　在下腹部，臍中下 3 寸，前正中線上。

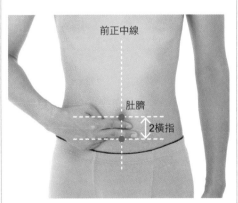

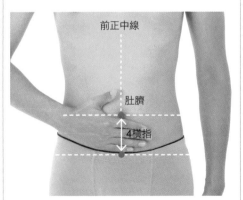

在下腹部，正中線上，肚臍中央向下 2 橫指處即是。　在下腹部，正中線上，肚臍中央向下 4 橫指處即是。

脾腎不足 〉 按摩湧泉穴可以補腎

1 民間有「寒從足生」、「溫從足入」之說。按摩湧泉穴可以發揮強身健體、延年益壽之功效。按摩前先用熱水洗腳，擦乾後，用拇指或中指指腹在湧泉穴上揉動，以局部酸脹為宜。在緩解期，可配合按摩足三里穴，能起到緩解症狀的作用。

2 肉桂、山萸肉、乾薑各等量研末，取適量的藥粉貼在湧泉穴上，每 12 小時換 1 次；也可以貼敷在肚臍部位。本法適合於脾腎不足的哮喘患者。

3 一般可在冬至開始服用膏方，一年服用 2~3 個月，通常連續吃膏方 3 年以上效果較佳。

吳老師教你找對穴

湧泉穴	足三里穴
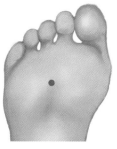	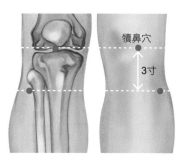
在足底，捲足時足前部凹陷處，約當足底第 2、第 3 趾趾縫紋頭端與足跟連線的前 1/3 與後 2/3 交點上。	在小腿前外側，犢鼻穴下 3 寸，脛骨前脊外 1 寸。
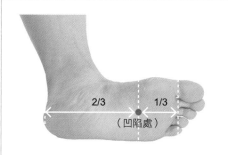	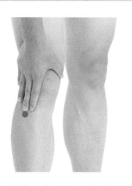
捲足，足底前 1/3 處可見有一凹陷處，按壓有酸痛感處即是。	站著彎腰，同側手虎口圍住髕骨上外緣，餘四指向下，中指指尖處即是。

吳中朝行醫 30 年，80 招教你防治常見疾病

喉嚨腫痛　少商穴、商陽穴

喉嚨腫痛是日常生活中每個人都會遇到的，比如說著涼了，第二天一起床就覺得喉嚨腫痛，說不出話來。喉嚨腫痛通常是由扁桃腺發炎引起的，吃藥效果較慢，總要先痛上幾天。患者此時常常想的是，要是能先把喉嚨腫痛止住就好了，飯不吃沒關係，不喝水可就太難受了。

很多人喉嚨痛的時候，都選擇服用一些潤喉藥或喉糖來減輕症狀。在選擇藥物方面，一定要注意，不是所有的喉嚨腫痛都適用潤喉藥或喉糖來緩解，因為它主要的藥物成分是甘草或薄荷，只適合外感風熱所致的喉嚨腫痛；有些喉糖為了容易入口，會做出許多甜味跟清香味，但切記不要吃太多，喉嚨只會越來越乾燥。

口咽乾燥的時候，西瓜霜、西青果、羅漢果、麥冬、南沙參、烏梅等有滋陰生津的作用，因此特別適合以口咽乾燥為主要表現的咽喉不適。

診斷及穴位方

症狀	新近受涼或疲勞引起的喉嚨腫痛、聲音嘶啞、吞嚥不適
穴方位	少商穴、商陽穴

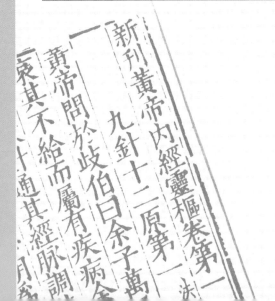

基本治療方

1 用三棱針點刺少商穴或商陽穴，出血如豆狀，大約 5 秒鐘，患者即感覺喉部清爽。

2 夏季時空調房間不宜久待，冬季也應多到室外走走，活動一下身體；多吃含維生素 C 的水果、蔬菜；每餐後注意口腔清潔。

3 取適量茶葉用紗布包好，泡成濃茶汁，再加入適量蜂蜜調勻，每隔 30 分鐘漱口 1 次，緩緩吞下，連續多次。

吳老師教你找對穴

少商穴

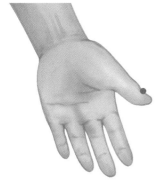

在手指，拇指末節橈側，指甲根角側上方 0.1 寸（指寸）處。

商陽穴

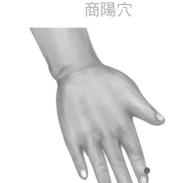

在手指，食指末節橈側，指甲根角側上方 0.1 寸（指寸）處。

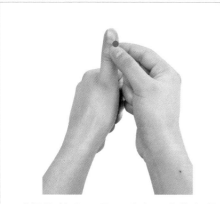

一手拇指伸直，另一手食、中指輕握，拇指彎曲掐按拇指甲角邊緣處即是。

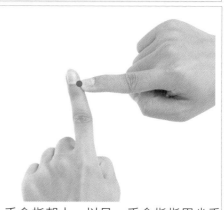

一手食指朝上，以另一手食指指甲尖垂直掐按靠拇指側的位置即是。

吳中朝行醫 30 年，80 招教你防治常見疾病

打嗝　用棉花棒按壓人中穴

飯吃得過飽，打個嗝，很正常。但假如「嗝」打個不停，則會變成一件讓人頭疼的事。「打嗝」又稱「橫膈膜痙攣」，中醫上指氣逆上衝，喉間呃呃連聲，聲短而頻，是一種不能人為控制的病症。它常常是因為進食吞嚥倉促、受涼或精神刺激等因素，引起的橫膈膜暫時性痙攣，其中胃氣上逆是根本原因。既然如此，日常保健就應該降胃氣、調氣機。

在進食時發生打嗝可以暫停進食，作幾次深呼吸，往往在短時間內就能止住。如果是嬰兒打嗝的話，可將嬰兒抱起，用指尖在嬰兒的嘴邊或耳邊輕輕搔癢，一般至嬰兒發出笑聲，打嗝就會停止。

如果成年人打嗝難以止住，又沒有什麼特殊不適，也可聽其自然，一般過一會就會停止。如果長時間連續打嗝，就要請醫生診治。中老年人或生病者突然連續不斷打嗝，可能提示有疾患或病情惡化，需引起注意。

診斷及穴位方

主要類型		胃寒打嗝	胃火打嗝	脾腎陽虛	胃陰不足
症狀	主要症狀	打嗝聲不斷，不能自制			
	併發症	胃脘不舒，得熱則減，得寒則甚	口臭煩渴、小便短赤、大便秘結	氣不接續、手足不溫、面色蒼白	渴不想喝、喜冷飲、煩渴不安
穴位	主穴	中脘穴、內關穴			
	配穴	氣海穴	內庭穴	腎俞穴	三陰交穴

基本治療方

1 中脘穴、內關穴搭配按壓，用手指指腹一次按摩，每個穴位按摩 3~5 分鐘。此方法適用於任何原因引起的打嗝。

2 閉目，大拇指置於眼眶兩側，然後用拇指指腹順時針揉壓眼皮，直到打嗝停止。不可太過用力，可以自行按摩，也可以讓親友幫忙按摩。此方法適合任何打嗝患者，但要注意，心率在 60 次 / 分以下的患者禁用，青光眼、高度近視和有心臟病的患者也不宜使用此法。

3 剛開始的輕微打嗝，通常喝些熱水就能止住。

吳老師教你找對穴

中脘穴

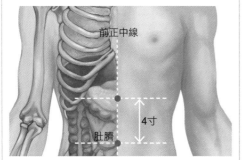

在上腹部，臍中上 4 寸，前正中線上。

內關穴

在前臂前區，腕掌側遠端橫紋上 2 寸，掌長肌腱與橈側腕屈肌腱之間。

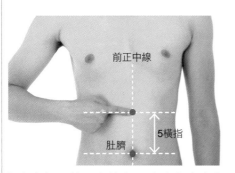

在上腹部，前正中線上，肚臍中央向上 5 橫指處即是。

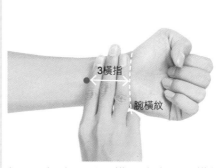

微屈腕握拳，從腕橫紋向上量 3 橫指，兩條索狀筋之間即是。

胃寒打嗝、胃火打嗝 > 分清寒、火很重要

1 胃寒患者加按氣海穴，手法要輕柔，每個穴位 3~5 分鐘。也可以用艾條溫和灸，驅寒的效果尤佳。

2 患者如感胃中寒冷，可每次取乾砂仁 2 克，不限時間，洗淨後放入嘴中細嚼，餘渣吐出。

3 突然發作的胃火上逆打嗝患者，喝冰水，也可以止嗝。

4 胃火較盛的患者，應多按內庭穴。力度適當加重，每次 3~5 分鐘，每天按摩 1 次。

吳老師教你找對穴

氣海穴

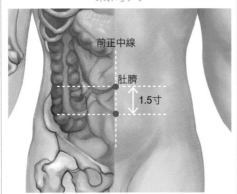

前正中線
肚臍
1.5寸

在下腹部，臍中下 1.5 寸，前正中線上。

內庭穴

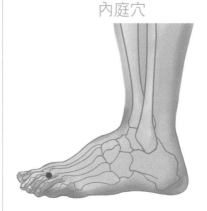

在足背，第 2、第 3 趾間，趾蹼緣後方赤白肉際處。

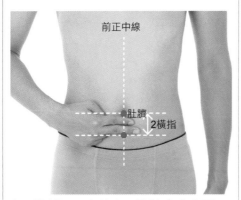

前正中線
肚臍
2橫指

在下腹部，正中線上，肚臍中央向下 2 橫指處即是。

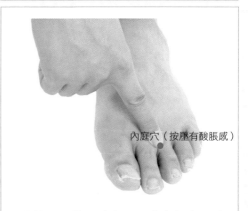

內庭穴（按壓有酸脹感）

腳背第 2、第 3 趾之間，皮膚顏色深淺交界處即是。

脾腎陽虛 > 雙手摩擦腎俞穴

用雙手在腎俞穴上摩擦，至溫熱為度。

胃陰不足 > 輕按三陰交穴

按摩三陰交穴時，手法宜輕柔，刺激不宜太大。

吳老師教你找對穴

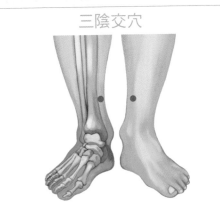

腎俞穴

在脊柱區，第2腰椎棘突下，後正中線旁開1.5寸。

三陰交穴

在小腿內側，內踝尖上3寸，脛骨內側緣後際。

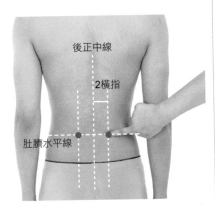

肚臍水平線與脊柱相交椎體處，下緣旁開2橫指處即是

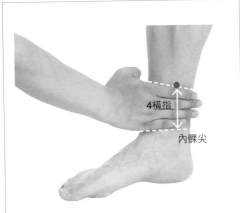

手四指併攏，小指下緣靠內踝尖上，食指上緣所在水平線與脛骨後緣交點處即是。

消化不良

飲食有「節」還要有「潔」

消化不良患者大多是因為食物積滯不化，而感覺胃脘脹滿，甚至導致嘔吐和排便不暢。此時，除按摩具體的穴位外，還可以通過揉搓經絡來促進消化。每天早上醒來後，將手臂內側的肺經來回慢慢搓 100 次，再搓大腿上的胃經和脾經①各 50 次，能有效促進胃腸道的消化、吸收功能，而且還能促進排便，及時排出身體內的毒素與廢物。

註 1

脾經起於拇趾內側端隱白穴，經膝股內側前緣，走腹部與脾相聯；上行胸部，直達喉嚨，並與心經相接，最終止於胸前大包穴。

診斷及穴位方

症狀	有傷食史，上腹痛、脹，早飽，脹氣，食欲不振，噁心，嘔吐
穴方位	中脘穴、天樞穴、內關穴、足三里穴

基本治療方

1 用大拇指依次按摩中脘穴、天樞穴、足三里穴、內關穴，每個穴位 1~3 分鐘，每天按摩 1~2 次。

2 一湯匙純的蘋果醋加一杯水，在正餐時啜飲，有助消化。早晨起床先喝一杯檸檬水，有治療及清血的作用。

3 根據消化不良的程度，可考慮酌量禁食。禁食期間可根據口渴情況飲用淡鹽巴水，以補充水分和鹽分，也可飲用糖鹽水，糖可迅速被吸收，不至增加胃腸負擔。如無需完全禁食，則減量進食，或只吃易消化的粥類加點開胃小菜。這樣會使胃腸感覺輕鬆舒適，消化不良狀況也隨之減輕。

吳老師教你找對穴

中脘穴

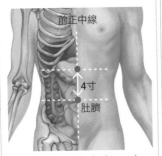

在上腹部，臍中上 4 寸，前正中線上。

天樞穴

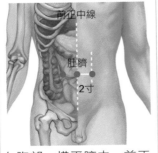

在腹部，橫平臍中，前正中線旁開 2 寸。

內關穴

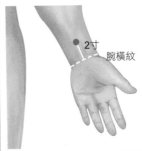

在前臂前區，腕掌側遠端橫紋上 2 寸，掌長肌腱與橈側腕屈肌腱之間。

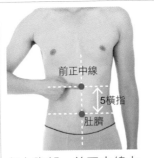

在上腹部，前正中線上，肚臍中央向上 5 橫指處即是。

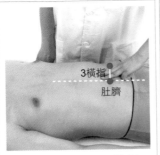

仰臥，肚臍旁開 3 橫指，按壓有酸脹感處即是。

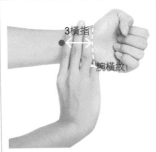

微屈腕握拳，從腕橫紋向上量 3 橫指，兩條索狀筋之間即是。

足三里穴

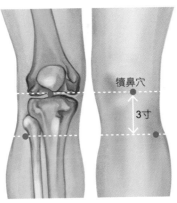

在小腿前外側，犢鼻穴下 3 寸，脛骨前脊外 1 寸。

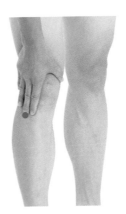

站立彎腰，同側手虎口圍住髕骨上外緣，餘四指向下，中指指尖處即是。

胃痛　足三里穴天天按

在中醫上，慢性胃炎、急性胃炎、胃潰瘍等胃病都屬於「胃痛」的範疇。中醫治療這些疾病的原理都是相通的，因為我們改變的是體內寒、熱、虛、實的環境，治療的是疾病之本。這也是中西醫之間的區別。西醫講究「殺死」某個部位的病菌，而中醫則講究改變身體的體內環境，使之達到平衡。

引起胃痛最常見的原因就是飲食不節。很多人根本不顧自己腸胃是否能承受得了，暴飲暴食或大量飲酒，久而久之，胃就受傷了。中醫認為，胃痛的主要原因是氣機不暢。俗話說，「通則不痛，痛則不通」。所以，愛生氣的人、濕熱體質的人、伴有瘀血阻滯的人及久病體虛的人，都易患胃痛。居家保健之前，要根據症狀分清病因。

診斷及穴位方

主要類型		寒邪客胃①	飲食所傷	脾胃虛弱
症狀	主要症狀	上腹部近心窩處經常疼痛		
	併發症	胃痛暴作，得溫痛減	脹痛、胃酸、大便不爽	胃痛隱隱、泛吐清水、喜溫喜按
穴位	主穴	中脘穴、足三里穴		
	配穴	公孫穴、內關穴	下脘穴、天樞穴	脾俞穴、胃俞穴

註 1

寒邪客胃是指吃多寒性或涼性食物，或呼吸冷空氣，導致胃部不適。

基本治療方

1　平日看電視時，可邊看邊按中脘穴、足三里穴。長期按下來，對治療胃痛有顯著作用。

2　小茴香、橘核各等份，炒後磨成細末混合，每次 5 克，溫開水沖服。胃痛時或早晚飯前服用。

3　胃痛時，可站至牆角或門框前，撞擊後背，在能忍耐的情況下，力度越強越好。現在市場上的按摩椅，有的具有按摩背部的功能，也可酌情使用。

吳老師教你找對穴

中脘穴

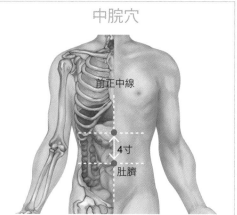

在上腹部，臍中上 4 寸，前正中線上。

足三里穴

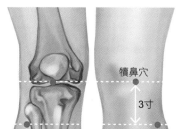

在小腿前外側，犢鼻穴下 3 寸，脛骨前脊外 1 寸。

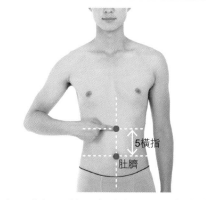

在下腹部，前正中線上，肚臍中央向上 5 橫指處即是。

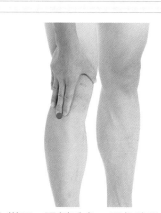

站立彎腰，同側手虎口圍住髕骨上外緣，其餘四指向下，中指指尖處即是。

篇壹

吳中朝行醫 30 年，80 招教你防治常見疾病

39

寒邪客胃 〉 白米、糯米、紅棗粥能暖胃

1 多用艾條灸或紅外線燈照射中腕穴（見前頁）、足三里穴（見前頁），公孫穴、內關穴的按壓刺激量宜大，可增強止痛效果。

2 將洗淨的白米、糯米、紅棗、生薑絲放在鍋內，加水，煮至交融狀。淋上薑汁，加入紅糖若干，再熬 5 分鐘熄火，悶 3 分鐘即可。此粥具有暖胃祛寒的功效，尤其適合胃寒的患者。

吳老師教你找對穴

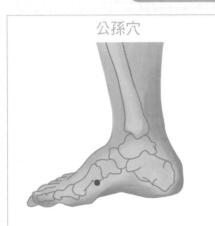

公孫穴

在腳掌，第 1 蹠骨底的前下緣赤白肉際處。

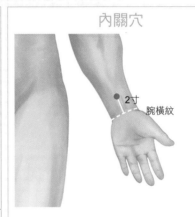

內關穴

在前臂前區，腕掌側遠端橫紋上 2 寸，掌長肌腱與橈側腕屈肌腱之間。

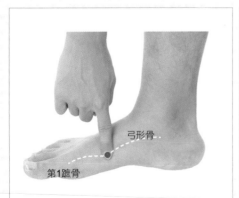

足大趾與足掌所構成的關節內側，弓形骨後端下緣凹陷處即是。

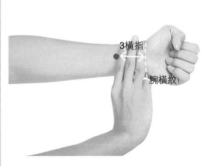

微屈腕握拳，從腕橫紋向上量取 3 橫指，兩條索狀筋之間即是。

飲食所傷 > 慎吃巧克力

1 下脘穴、天樞穴，搭配按摩有促進消化作用，每天按摩 1~2 次，每次 10~15 分鐘。

2 觀察胃痛與飲食的時間，如胃痛在飯前加劇，可能是潰瘍的徵兆，一定要注意。

3 油膩、油炸及多脂肪的食物，容易在胃內停留較長時間，並刺激胃酸分泌過多。不吃或少吃多脂肪的肉類及乳品，能降低胃痛復發的概率。胃痛時最需要避免的食物就是巧克力，巧克力中含有不少脂肪成分，同時含有咖啡因，會使胃痛加重。

吳老師教你找對穴

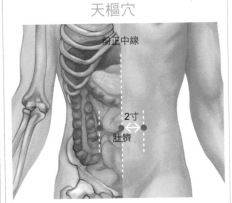

下脘穴

在上腹部，臍中上 2 寸，前正中線上。

天樞穴

在腹部，橫平臍中，前正中線旁開 2 寸。

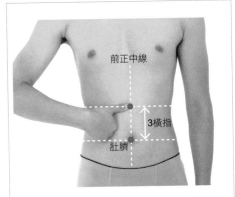

在上腹部，前正中線上，肚臍中央向上 3 橫指處即是。

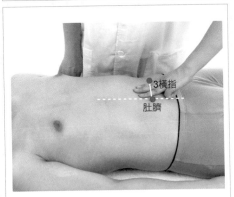

仰臥，肚臍旁開 3 橫指，按壓有酸脹感處即是。

脾胃虛弱 > 黃耆、黨參補脾胃

1 每天按摩脾俞穴、胃俞穴各 1~3 分鐘。刺激量不宜太大，以免患者不能忍受。

2 取黨參、黃耆各 15 克，白米 60 克，一起煮粥。此粥能補氣，適合氣虛的患者。或取茯苓 15 克，山藥 20 克，和白米一起煮粥，能養脾和胃，適合脾胃虛弱的體虛者。

吳老師教你找對穴

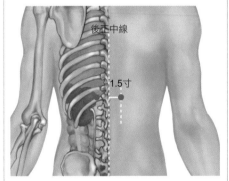

脾俞穴

在脊柱區，第 11 胸椎棘突下，後正中線旁開 1.5 寸。

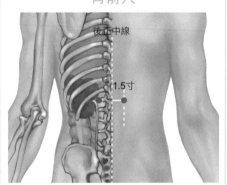

胃俞穴

在脊柱區，第 12 胸椎棘突下，後正中線旁開 1.5 寸。

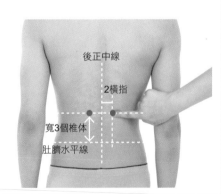

肚臍水平線與脊柱相交椎體處，往上推 3 個椎體，下緣旁開 2 橫指處即是。

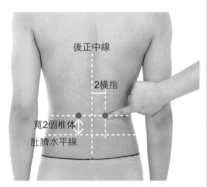

肚臍水平線與脊柱相交椎體處，往上推 2 個椎體，下緣旁開 2 橫指處即是。

腹瀉　艾灸天樞穴 10 分鐘

我們人體的胃負責納，即接受吃進來的食物；脾主運化，即把這些食物轉化成細微物質，並運輸到身體各個部位；小腸負責分化養分及廢物，能把從胃接收的物質分辨後，該吸收的吸收、該排的排出去。一旦脾胃之氣虧虛了，不但食物運化不了，還會導致小腸無法運作，於是腸內各種物質夾雜而下，從而引發腹瀉。所以，治療腹瀉，最關鍵的就是健脾胃。

腹瀉分為急性腹瀉和慢性腹瀉。一般來說，腹瀉連續一個月以上就是慢性腹瀉。脾胃天生不足、久病氣虛，或腎氣虧虛的人，體寒不足以溫脾助運，往往易患慢性腹瀉。假如是飲食不節，吃了一些生冷或不乾淨的食物後，損傷脾胃；或脾受濕困，氣機不暢，腸胃的運化和傳導功能失常，清濁一同瀉下，則會引起急性腹瀉。

腹瀉雖不是什麼大病，但次數過多，體內大量的電解質及水分會隨糞便流失，很快就會出現身體疲乏等症狀，也會嚴重影響正常的工作及生活，因此，大家應給予足夠重視。

診斷及穴位方

主要類型		濕邪侵襲	飲食所傷	脾胃虛弱	脾腎陽虛
症狀	主要症狀	腹瀉、腹痛腸鳴			
	併發症	腹痛即瀉、大便黏膩	瀉下便臭、瀉後痛減	大便溏薄、完穀不化①	早晨前瀉、下肢不溫
穴位	主穴	天樞穴、大橫穴、足三里穴			
	配穴	陰陵泉穴、水分穴	公孫穴	脾俞穴、胃俞穴	脾俞穴、腎俞穴

註 1

糞便中夾有大量未消化食物。

基本治療方

1 用手指指腹依次按摩天樞穴、大橫穴、足三里穴，每天堅持按摩，可治腹瀉。

2 取蔥 3 根，生薑 5 片，茯苓 20 克，白米 250 克。將上述各材料洗淨，大蔥去葉，生薑去皮，將二者切碎。將所有材料放入鍋中，加水煮粥，最後起鍋時放鹽調味。此粥可以溫脾祛寒，適合腹瀉患者。

3 一般來說，長期腹瀉的患者體質都偏寒，這時候就可以用艾條溫灸上述穴位，每次選 2~3 個穴位，每個穴位灸 5~10 分鐘，每天 1 次或隔天 1 次。

吳老師教你找對穴

天樞穴	大橫穴	足三里穴

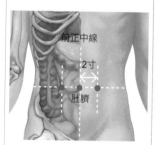 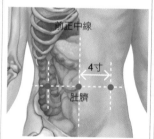 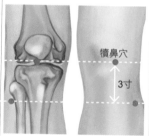

在腹部，橫平臍中，前正中線旁開 2 寸。	在腹部，臍中旁開 4 寸。	在小腿前外側，犢鼻穴下 3 寸，脛骨前脊外 1 寸。

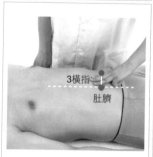 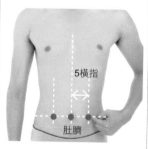 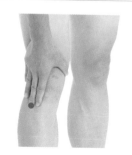

仰臥，肚臍旁開 3 橫指，按壓有酸脹感處即是。	肚臍中線旁開 5 橫指處即是。	站立彎腰，同側手虎口圍住髕骨上外緣，餘四指向下，中指指尖處即是。

濕邪侵襲 ＞ 陰陵泉穴搭配水分穴來幫忙

搭配按摩陰陵泉穴、水分穴，每次 15 分鐘，每日 2 次，可健脾益氣、化濕止瀉。

飲食所傷 ＞ 公孫穴可以消食

1 按壓公孫穴，力量可稍大，能消除腹脹。

2 根據腹瀉的程度，可考慮適當禁食 1 天。禁食期間，可飲用淡鹽水，防止水分、鹽分缺失。如無需禁食，也應吃清淡食物，如粥類等。

吳老師教你找對穴

陰陵泉穴	水分穴	公孫穴
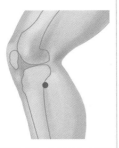	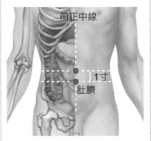	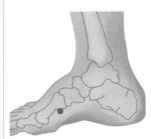
在小腿內側，脛骨內側膝蓋骨下緣與脛骨內側緣之間的凹陷中。	在上腹部，臍中上 1 寸，前正中線上。	在腳掌，當第 1 蹠骨底的前下緣赤白肉際處。
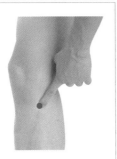	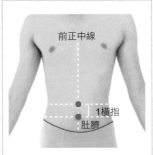	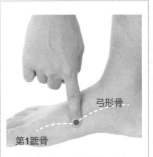
食指沿小腿內側骨內緣向上推，抵膝關節下，脛骨向內上彎曲凹陷處即是。	在上腹部，前正中線上，肚臍中央向上 1 橫指處即是。	足大趾與足掌所構成的關節內側，弓形骨後端下緣凹陷處即是。

前正中線・1寸・肚臍

前正中線・1橫指・肚臍

弓形骨・第1蹠骨

脾胃虛弱 > 山藥、小米糊溫補脾胃

1 按壓脾俞穴、胃俞穴時，力量應輕柔，以患者舒適為度，也可使用灸法或用紅外線燈照射。

2 小米、山藥各 100 克，白糖適量。 將小米、山藥用小火炒至焦黃，研為細粉，每次取 30 克，加水 200 毫升，煮熬成糊，加白糖調勻即可。每日服用，不拘時，有健脾強胃的作用。

脾腎陽虛 > 灸脾俞穴、腎俞穴

1 此型患者，腹瀉多半遷延日久，宜對脾俞穴、腎俞穴用灸法施治，以溫補脾腎陽氣。

2 平時注意飲食，不吃生冷。可多吃韭菜、大蒜等補陽的蔬菜。冬天可多食用羊肉等肉類以補助陽氣。平時可以多用杜仲、巴戟天、鎖陽等補陽藥煲湯，增強治療效果。

吳老師教你找對穴

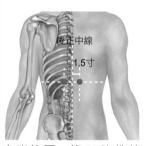

脾俞穴

在脊柱區，第 11 胸椎棘突下，後正中線旁開 1.5 寸。

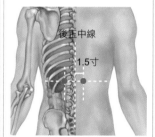

胃俞穴

在脊柱區，第 12 胸椎棘突下，後正中線旁開 1.5 寸。

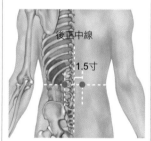

腎俞穴

在脊柱區，第 2 腰椎棘突下，後正中線旁開 1.5 寸。

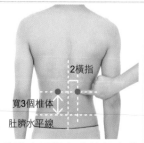

肚臍水平線與脊柱相交椎體處，往上推 3 個椎體，下緣旁開 2 橫指處。

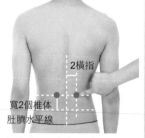

肚臍水平線與脊柱相交椎體處，往上推 2 個椎體，下緣旁開 2 橫指處。

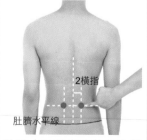

肚臍水平線與脊柱相交椎體處，下緣旁開 2 橫指處。

便秘　隨手壓一壓耳穴

很多便秘患者都是通過吃瀉藥來治療，其實，瀉藥只能治標，不能從根源上解決便秘問題。很多人知道，我們的大腸的主要功能是運輸廢物，也就是說，人體的大便都是由大腸來傳輸的，假如人體的腸道乾燥，自然就會大便困難。這類患者中，以女性居多。《黃帝內經》中說，「年過四十，陰氣至半」，說的就是由於年紀增長，全身的氣血都開始走下坡。

還有的人經歷過生產、外傷後，失血過多，從而導致腸道失去營養，引發便秘。大多數老年人，隨著年齡增長，腎臟逐漸衰減。而我們身體的各種活動都是在腎臟的推動下進行的，包括大腸的蠕動。腎臟不好，大便就會無力。

還有一種情況是，過食肥甘厚味、過量飲酒，腸道內一片燥熱，不僅會引起便秘，而且大便時還會感到疼痛。另外，經常憂鬱或易怒、久坐不動的人也會便秘，因為人的氣機不暢了，腹部氣機阻滯，大便就不順暢了。

診斷及穴位方

主要類型		胃腸積熱	氣機鬱滯	陰血虧虛	陰寒凝滯
症狀	主要症狀	大便乾燥、排出困難			
	併發症	面紅身熱、口乾口臭	腹脹痛牽連兩脅(肋骨)、胃脹氣	口乾欲飲、煩熱、消瘦	面色蒼白、畏寒肢冷
穴位	主穴	中脘穴、天樞穴、大橫穴			
	配穴	內庭穴、曲池穴	太衝穴、支溝穴	足三里穴、三陰交穴	足三里穴、陽陵泉穴

基本治療方

1 用手指指腹依次按摩中脘穴、天樞穴、大橫穴。這幾個穴位是治療便秘的基本穴位，無論哪種類型的患者都可以按摩，每個穴位按摩 3~5 分鐘，每天 1 次。

2 找到大腸、直腸、脾、交感等穴，用手指的指腹按壓，次數不限。只要方便的時候，就可以隨手壓一壓。此方法適合任何便秘患者。

3 取等量的芹菜和韭菜，洗淨、切段。油熱後，下鍋翻炒 1 分鐘，加水，大火燒開，再轉小火燉 10 分鐘。加鹽調味即可。芹菜和韭菜都富含粗纖維，通便效果極佳。

吳老師教你找對穴

中脘穴	天樞穴	大橫穴
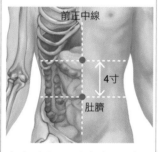	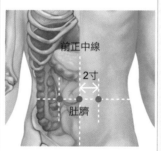	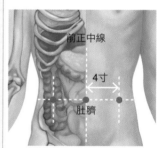
在上腹部，臍中上 4 寸，前正中線上。	在腹部，橫平臍中，前正中線旁開 2 寸。	在腹部，臍中旁開 4 寸。
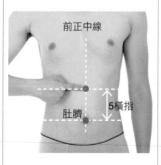	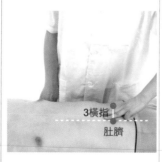	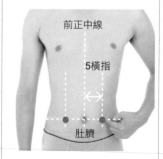
在上腹部，前正中線上，肚臍中央向上 5 橫指處即是。	仰臥，肚臍旁開 3 橫指，按壓有酸脹感處即是。	肚臍中間旁開 5 橫指處即是。

胃腸積熱 > 重壓曲池穴泄腸熱

1 可用番瀉葉 3~9 克，水泡服，代茶隨意飲用。

2 重壓，搭配內庭穴、曲池穴，強刺激，以泄腸道實熱。

吳老師教你找對穴

內庭穴

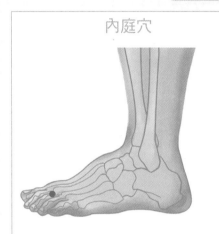

在腳背，第 2、第 3 趾間，趾蹼緣後方赤白肉際處。

曲池穴

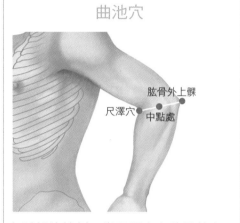

肱骨外上髁
尺澤穴
中點處

在肘部的橈側，當尺澤穴和肱骨外上髁之間的中點處。

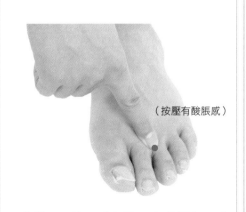

（按壓有酸脹感）

足背第 2、第 3 趾之間，皮膚顏色深淺交界處即是。

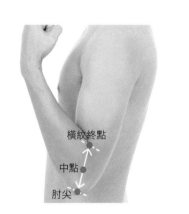

橫紋終點
中點
肘尖

屈肘時，肘橫紋終點與肘尖的連線中點處即是。

氣機鬱滯 > 蘿蔔能理氣

1　注意重壓太衝穴、支溝穴，強刺激，以通積導滯。

2　取紅蘿蔔若干，洗淨、去皮、切塊，和陳皮一起，加水煮湯，起鍋時加鹽調味即可。此湯適用於氣機鬱滯的患者。

吳老師教你找對穴

太衝穴	支溝穴
第1蹠骨	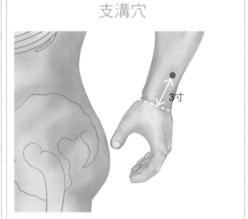3寸
位於腳背側，當第 1 蹠骨間隙的後方凹陷處。	在前臂後區，腕背側遠端橫紋上 3 寸，尺骨與橈骨間隙中點。
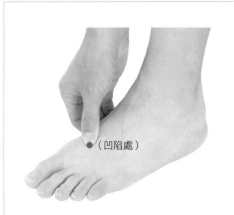（凹陷處）	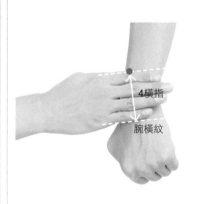4橫指　腕橫紋
坐位或仰臥位。由第 1、第 2 趾間縫紋向足背上推，至第 1、第 2 趾骨結合部前方，可感到有一凹陷處即是。	抬臂微握拳，掌腕背橫紋中點直上 4 橫指，前臂兩骨頭之間的凹陷處即是。

陰血虧虛 ＞ 灸足三里穴、三陰交穴能補血

1 足三里穴和三陰交穴搭配按摩，也可用艾條溫和灸，能溫潤腸道。

2 牛奶 250 毫升，蜂蜜 30 克，芝麻 15 克。先將芝麻炒香，磨成粉末備用。牛奶、蜂蜜混勻，煮沸後放入芝麻。每日早晨起床空腹飲用。

陰寒凝滯 ＞ 穴位溫灸能散寒

1 此型患者，應多用灸法，以溫通腸道，足三里穴、陽陵泉穴亦應多灸。

2 取肉蓯蓉 30 克，羊腎 1 對。將羊腎剔去筋膜細切，用醬油、麵粉、黃酒拌勻稍醃漬。肉蓯蓉加水適量，煮 20 分鐘，去渣留汁。再放入羊腎一起煮至水沸，加蔥、薑、鹽、味精、香油調味即成。

吳老師教你找對穴

足三里穴	三陰交穴	陽陵泉穴
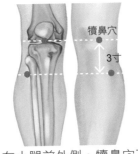	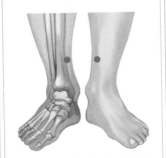	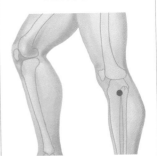
在小腿前外側，犢鼻穴下 3 寸，脛骨前脊外 1 寸。	在小腿內側，內髁尖上 3 寸，脛骨內側緣後際。	在小腿外側，腓骨小頭前下方凹陷中。
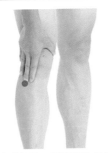	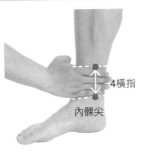	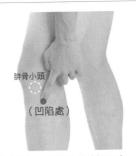
站姿彎腰，同側手虎口圍住髕骨上外緣，其餘四指向下，中指指尖處即是。	手四指併攏，小指下緣靠內髁尖上，食指上緣所在中線與脛骨後緣交點處即是。	微屈膝，膝關節外下方，腓骨小頭前下方凹陷處即是。

痔瘡　依次按摩長強穴、承山穴、三陰交穴

俗話說，十人九痔。《黃帝內經》指出，「因而飽食，筋脈橫解，腸澼為痔」，說的就是痔瘡的形成與飲食不節、作息不正常、濕熱溫度變化等有關。

有的人飲食過多、過飽或大量飲酒及食用辣椒、薑、蔥等刺激性食物，這些不良飲食習慣極易生濕積熱。當濕熱下注到肛門的時候，會使肛門充血灼痛，引發痔瘡。另外，長期便秘，大腸積熱，又過於用力，或久坐久行，都會使肛周氣血瘀滯，引發痔瘡。還有一個原因就是久病，如久瀉、久痢、久咳等，易使氣血虧損，氣虛下陷，血液運行不暢導致瘀滯，進而生痔瘡。

診斷及穴位方

主要類型		脾胃濕熱	氣滯血瘀
症狀	主要症狀	痔核突出、肛門充血灼痛	
	併發症	顏色偏紅或有水腫滲出、便秘	顏色紫暗、久不回縮、肛周紫暗
穴位	主穴	長強穴、承山穴、三陰交穴	
	配穴	上巨虛穴	白環俞穴

基本治療方

1 用手指的指腹依次按摩臀部的長強穴與腿部的承山穴、三陰交穴，每個穴位 3~5 分鐘，每天 1~2 次。此方法適合任何類型的痔瘡患者。

2 舌抵上顎，口盡吸，身體放鬆，反覆收縮肛肌。站著、坐著及躺著都可以進行，體位不拘，每天 100~200 次。此方法適合任何類型的痔瘡患者。長期持續下去，不但能輔助治療痔瘡，還能達到預防痔瘡的作用。

吳老師教你找對穴

長強穴	承山穴	三陰交穴
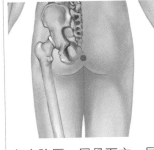	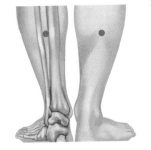	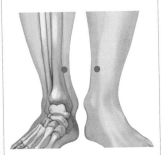
在會陰區，尾骨下方，尾骨端與肛門連線的中點處。	在小腿後區，腓腸肌兩肌腹與肌腱交角處。	在小腿內側，內踝尖上 3 寸，脛骨內側緣後際。
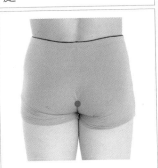	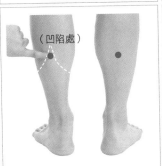	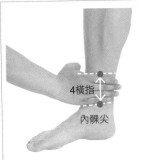
在尾骨端下，尾骨端與肛門連線中點處即是。	直立，小腿用力，在小腿的後面正中可見一「人」字紋，其下尖角可觸及一凹陷處即是。	手四指並攏，小指下緣靠內踝尖上，食指上緣所在水平線與脛骨後緣交點處即是。

（凹陷處）

4橫指

內踝尖

脾胃濕熱 ＞ 每天重按上巨虛穴

1 上巨虛穴是大腸經的泄熱要穴，重按有通腑泄熱的作用。

2 兩腿併攏，兩臂側上舉至頭上方，同時提起腳跟，做長一點的深呼吸；兩臂在體前自然落下，同時亦使腳跟隨之下落踏實，並做深長呼氣，反覆多次。

氣滯血瘀 ＞ 重力按壓白環俞穴

白環俞穴在治療時，力量宜大，重刺激，配合三陰交穴（見前頁），有活血化瘀的作用。

吳老師教你找對穴

上巨虛穴	白環俞穴
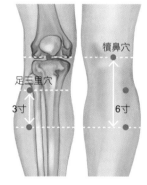	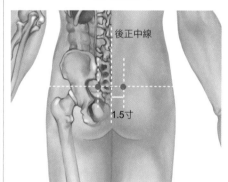
在犢鼻穴下 6 寸，脛骨前緣外一橫指處，即足三里穴下 3 寸。	在骶部，第 4 骶椎棘突下，後正中線旁開 1.5 寸。
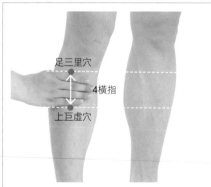	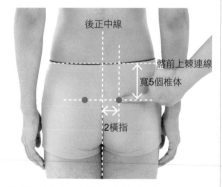
先找到足三里穴（見 19 頁），向下量 4 橫指凹陷處即是。	兩側髂前上棘連線與脊柱交點，往下推 5 個椎體，旁開量 2 橫指處即是。

失眠　雙手摩擦臉部至發熱

說到失眠，大家要注意的是，失眠指的是，至少三個月以上，出現慢性、長期的睡眠障礙，表現症狀為難以入眠、睡後易醒、睡眠不實，伴有疲勞、記憶力下降等症狀，才叫失眠。而並不是說，我昨天晚上沒睡著覺就是患有失眠。

如何衡量失眠，標準很重要。首先，不能以睡眠時間作為衡量標準，有的人可能每天只睡 5 個小時就能確保一天的精力充沛，這就不能叫做失眠。睡眠的時間因人而異，而判斷是否是失眠症的標準，應該是看是否影響到了工作和生活品質。還有的人換了睡覺的地方，或者睡前過於興奮，都會導致睡不著覺，但這些情況都不能稱之為失眠。

中醫認為，心主神志。睡眠的問題主要歸心管，一旦人氣血不足，心失所養，就會出現失眠的症狀。另外，還有一種人，長期情緒低落，鬱鬱寡歡，導致身體裡面肝鬱氣滯，一旦氣機不暢了，壅堵在身體裡面，到達不該到達的地方，就會化火擾心。中醫認，「胃不和則臥不安」，人的胃腸失調會導致氣機失暢，於是內擾心神。

吳中朝行醫 30 年，80 招教你防治常見疾病

診斷及穴位方

主要類型		肝鬱氣滯	氣血不足	胃腸失調
症狀	主要症狀	不能入睡		
	併發症	心情抑鬱，女性患者會出現乳房脹痛、月經不調	怕冷、氣短無力，面色蒼白	伴有便秘或泄瀉、消化不良
穴位	主穴	風池穴、神門穴、三陰交穴		
	配穴	期門穴、行間穴	心俞穴、足三里穴	中脘穴、上巨虛穴

基本治療方

1　失眠伴有易於驚醒、膽怯心悸、遇事善驚、氣短倦怠，可搭配按摩風池
　穴、神門穴、三陰交穴。

2　用附子、肉桂、川椒研末，取各等量，用傷濕止痛膏將其貼在湧泉穴上。
　此法適合於虛寒體質或老年的失眠患者。這些藥物研末後有揮發油的成
　分，所以要把剩餘的藥物裝在瓶子裡面保存。

3　擦在臉部可改善失眠。身體坐正，兩手貼於臉部，做上下往返的擦法，
　使局部發熱。

吳老師教你找對穴

風池穴	神門穴	三陰交穴
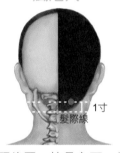	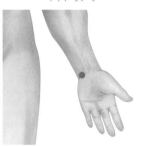	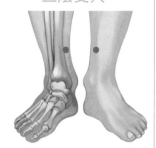
在頸後區，枕骨之下，入髮際 1 寸，胸鎖乳突肌上端與斜方肌上端之間的凹陷中。	在腕前區，腕掌側遠端橫紋尺側端，尺側腕屈肌腱的橈側緣。	在小腿內側，內踝尖上 3 寸，脛骨內側緣後際。
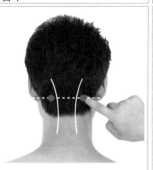	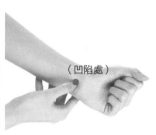	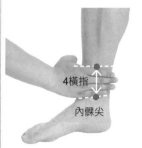
正坐，後頭骨下兩條大筋外緣陷窩中，與耳垂齊平處即是。	微握拳，另手四指握住手腕，曲拇指，指尖所到凹陷處即是。	手四指並攏，小指下緣靠內踝尖上，食指上緣所在水平線與脛骨後緣交點處即是。

肝鬱氣滯 〉 期門穴、行間穴來幫你疏肝理氣

1 常搭配按期門穴、行間穴，有疏肝理氣解鬱的作用。

2 此型患者宜多吃小米、牛奶、牡蠣肉、龍眼肉等食物。同時，還要注意調養精神，消除顧慮以及緊張情緒。另外，睡前最好用熱水泡泡腳。

吳老師教你找對穴

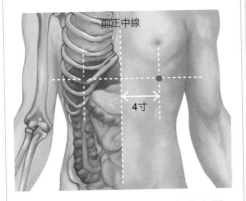

期門穴

在胸部，第 6 肋間隙，前正中線旁開 4 寸。

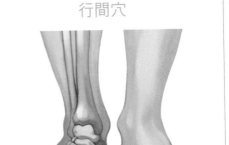

行間穴

在腳背，第 1、第 2 趾間，趾蹼緣後方赤白肉際處。

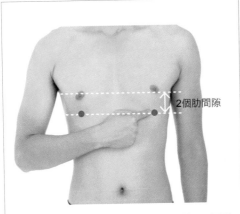

正坐或仰臥，自乳頭垂直向下推 2 個肋間隙，按壓有酸脹感處即是。

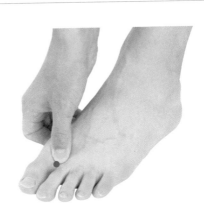

坐位，在腳背第 1、第 2 兩趾之間連接處的縫紋頭處即是。

篇壹

吳中朝行醫30年，80招教你防治常見疾病

氣血不足 > 灸心俞穴、足三里穴能補氣生血

1 用艾條灸心俞穴、足三里穴兩穴，以皮膚微微潮紅為度。長期堅持，有溫補氣血的作用。

2 此型患者可服用中醫方劑治療，例如酸棗仁湯。

吳老師教你找對穴

心俞穴

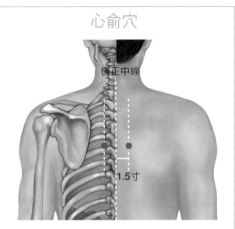

在脊柱區，第 5 胸椎棘突下，後正中線旁開 1.5 寸。

足三里穴

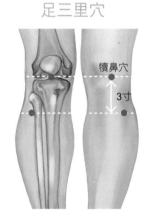

在小腿前外側，犢鼻穴下 3 寸，脛骨前脊外 1 寸。

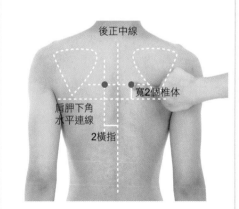

肩胛骨下角水平連線與脊柱相交椎體處，往上推 2 個椎體，下緣旁開 2 橫指處即是。

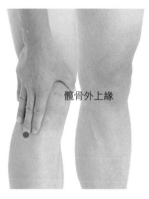

站立彎腰，同側手虎口圍住髕骨上外緣，其餘四指向下，中指指尖處即是。

胃腸失調 〉 中脘穴、上巨虛穴來協調

1 常按中脘穴、上巨虛穴，力量不宜太大，時間可稍長，長期堅持可改善胃腸功能。

2 分別將陳皮、山楂、枳實、萊菔子研末，取各等量，填滿肚臍，用手指將藥物按實後，貼上膠布，1~2 天換 1 次。

吳老師教你找對穴

中脘穴

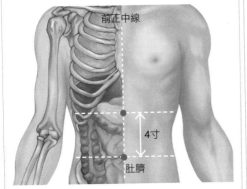

在上腹部，臍中上 4 寸，前正中線上。

上巨虛穴

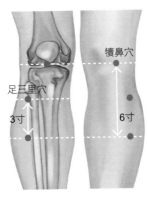

在小腿前外側，當犢鼻穴下 6 寸，距脛骨前緣一橫指，即足三里穴下 3 寸。

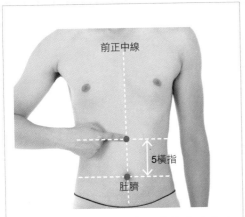

在上腹部，前正中線上，肚臍中央向上 5 指處即是。

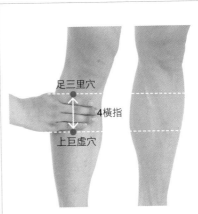

先找到足三里穴（見前頁），向下量 4 橫指凹陷處即是。

吳中朝行醫 30 年，80 招教你防治常見疾病

頭痛

風府穴、風池穴 管一切頭痛

值得注意的是，頭痛的時候，首先要分辨清楚是哪個部位痛。比如，頭痛分為前後頭痛、偏側頭痛以及滿頭疼痛等，疼痛的部位不一樣，相應的治療方法就不一樣。除此以外，大家還應該學會辨別疼痛的性質，比如有的人是脹痛，說明是由氣滯引起的；有的人屬於刺痛，說明是血瘀引起的；還有的人屬於空痛、虛痛，說明是由血虛引起的。當然，疼痛性質不一樣，保健的方法和部位也就有差別了。

在日常生活，頭痛雖然可以是一種獨立的疾病。但大多數時候，它都是另一種疾病的伴有症狀，比如說感冒了頭痛，這時候，你把感冒治好了，頭痛也就消失了。

診斷及穴位方

主要類型		外感風寒	瘀血頭痛	腎虛頭痛
症狀	主要症狀	頭痛或痛連項背		
	併發症	頭痛有拘急感	刺痛，可能有外傷史	空痛、虛痛、腰膝酸軟
穴位	主穴	風府穴、風池穴		
	配穴	列缺穴、外關穴	太陽穴	腎俞穴、太溪穴

基本治療方

1　頭痛時要注意分辨部位，如前頭痛可以按摩陽明經，側頭痛可以按摩少陽經，後頭痛可以按摩太陽經。無論哪種頭痛，都可以通過按摩風府穴、風池穴來緩解。

2　頭痛發作之初，可將雙手浸泡於熱水中，溫度以舒適能耐得住為主，並不斷加入熱水，保持水溫，共浸泡 20 分鐘左右，可使頭痛緩解。

3　頭痛程度不嚴重時，運動可幫助減輕疼痛；如果程度嚴重，則應避免過度運動。

吳老師教你找對穴

風府穴	風池穴
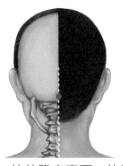	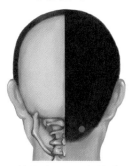
在頸後區，枕外隆突直下，枕骨下緣兩側斜方肌之間凹陷中。	在頸後區，枕骨之下，胸鎖乳突肌上端與斜方肌上端之間的凹陷中。
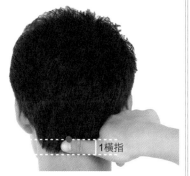	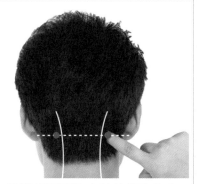
沿脊柱向上，入後髮際上 1 橫指處即是。	正坐，後頭骨下兩條大筋外緣陷窩中，與耳垂齊平處即是。

1橫指

吳中朝行醫 30 年，80 招教你防治常見疾病

外感風寒 > 常灸列缺穴、外關穴

1 用艾條溫和灸列缺穴、外關穴，或用紅外線燈照射，有溫經散寒止痛的作用。

2 取蔥白、淡豆豉各 10 克，白米 50~100 克。白米煮粥，粥成下蔥白、淡豆豉，再煮數沸即成。每日 2~3 次，連服 3~5 日。

吳老師教你找對穴

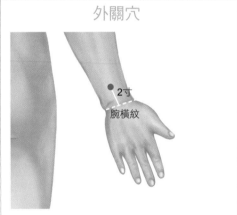

列缺穴	外關穴

在前臂，腕掌側遠端橫紋上 1.5 寸，拇短伸肌腱與拇長展肌腱之間，拇長展肌腱溝的凹陷中。

在前臂後區，腕背側遠端橫紋上 2 寸，尺骨與橈骨間隙中點。

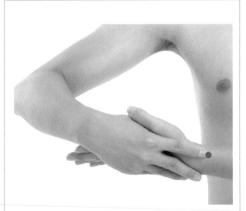

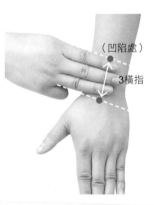

兩手虎口相交，一手食指壓另一手橈骨莖突上，食指尖到達處即是。

檯臂俯掌，掌腕背橫紋中點直上 3 橫指，前臂兩骨頭之間的凹陷處即是。

瘀血頭痛 ＞ 太陽穴刺出血能化瘀

1　太陽穴宜用力重按，亦可點刺出血如珠，有較好的活血止痛作用。

2　取川芎、紅花、茶葉各 3~6 克，水煎取汁，當茶飲。每日 1 劑，不拘時
　　飲服，有活血化瘀止痛作用。每療程 7 天，間隔 7 天後，再開始下一療程。

吳老師教你找對穴

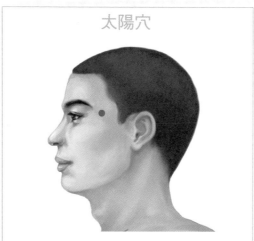

太陽穴

在頭部，眉梢與眼眶外緣之間，向後約
1 橫指的凹陷中。

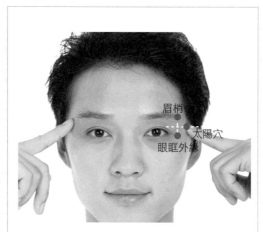

眉梢
太陽穴
眼眶外緣

眉梢與眼眶外緣連線中點向後 1 橫指，
觸及一凹陷處即是。

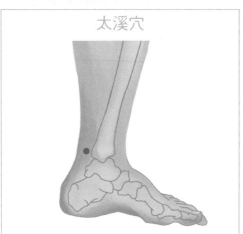

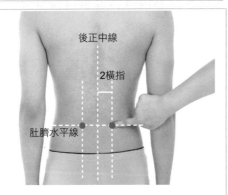

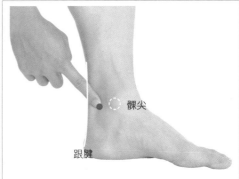

腎虧頭痛 > 灸腎俞穴、太溪穴可補腎

1 腎俞穴、太溪穴可用艾條溫和灸，長期堅持，有補腎作用。

2 取枸杞、豬油各 50 克，豬瘦肉 150 克，菜心 100 克。豬瘦肉切絲，菜心絲、枸杞洗淨待用。燒熱鍋，用冷油滑鍋倒出，再放入豬油，將肉絲、菜心絲同時下鍋劃散，烹黃酒，加白糖、醬油、鹽、味精調味，再放入枸杞翻炒幾下，淋上麻油，起鍋即成。本方長期食用，有較好的滋補肝腎的作用。

吳老師教你找對穴

腎俞穴	太溪穴
後正中線 1.5寸	
在脊柱區，第 2 腰椎棘突下，後正中線旁開 1.5 寸。	在髁區，內髁尖與跟腱之間的凹陷中。
後正中線 2橫指 肚臍水平線	髁尖 跟腱
肚臍水平線與脊柱相交椎體處，下緣旁開 2 橫指處即是。	坐位垂足，由足內髁向後推至與跟腱[1]之間凹陷處即是。

註 1

跟腱在足跟與小腿之間，長約 15 公分。

面癱　按摩臉部要輕柔

臉部神經麻痺，俗稱「面癱」。它是以臉部表情肌群運動功能障礙為主要特徵的一種常見病，任何年齡均可發病。其普遍症狀為口眼歪斜，患者往往連最基本的挑眉、閉眼、鼓嘴等動作都無法完成，而且伴有耳後及下面部疼痛，還可能出現患側舌頭前三分之二味覺減退或消失症狀。

中醫認為，面癱就是在過度疲勞、緊張上火等情況下，被「虛邪賊風」侵擾的結果。這時候，按摩、貼膏藥、針灸等中醫傳統技法是最好的治療方法。

患者在夏天如果出了大汗，洗浴後不要站在通風口、開放的陽臺等有風的地方乘涼，更不要用電風扇、冷氣直吹臉部。開車、乘車時，不要把窗戶打開直吹，因為這樣的風速更快，威脅更大。睡眠時，也不要挨著敞開的門、窗。另外，要多運動，增強體質，抵禦外邪侵襲。

診斷及穴位方

主要類型		風邪外襲	虛風內動
症狀	主要症狀	口眼歪斜、臉部感覺異常	
	併發症	惡寒發熱、頭痛骨楚	情緒激動時症狀加重
穴位	主穴	風池穴、地倉穴、頰車穴	
	配穴	合谷穴	足三里穴

基本治療方

1　每天按摩風池穴、地倉穴、頰車穴各 1~3 分鐘。注意面癱的病程，剛發病的按壓力量可稍重，病程久的不可刺激量太大，宜輕柔。

2　患者可自己按摩癱瘓側的臉部肌肉，每次 5~10 分鐘，每日數次。或在局部用毛巾做濕熱敷，濕度舒適即可，溫度不要過高，以免燙傷。每次 10 分鐘，每日 2 次。

吳老師教你找對穴

風池穴	地倉穴	頰車穴
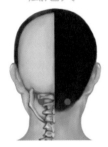	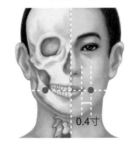	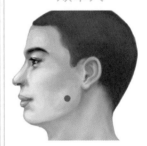
在頸後區，枕骨之下，胸鎖乳突肌上端與斜方肌上端之間的凹陷中。	在臉部，嘴角旁開 0.4 寸（指寸），上對瞳孔。	在臉部，下頜角前上方 1 橫指（中指）。
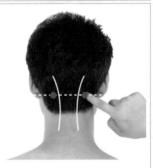	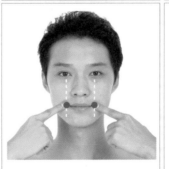	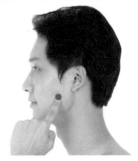
正坐，後頭骨下兩條大筋外緣陷窩中，與耳垂齊平處即是。	輕閉口，舉兩手，用食指指甲垂直下壓唇角外側兩旁即是。	上下牙關咬緊時，隆起的咬肌高點處，按之凹陷處即是

風邪外襲 ＞ 溫服防風蔥白粥

1. 每天按摩合谷穴 1~3 分鐘。另外，避免著涼，外出戴口罩，注重臉部保暖。眼瞼不能閉合時，睡前塗敷眼藥膏，並用生理鹽水濕紗布後蓋眼保護角膜。

2. 取防風 10~15 克，蔥白 2 根，白米 30~60 克。將前兩味水煎取汁，去渣，白米煮粥。待粥將熟時加入藥汁，煮成稀粥，溫服。該方可祛風解表散寒，適用於風寒外襲引起的面癱。

虛風內動 ＞ 重力按摩足三里穴

1. 每天按摩足三里穴 1~3 分鐘，力度較重。

2. 取全蠍 3~5 隻，天麻、枸杞各 10 克，生地黃 20 克，豬肉 100 克，陳皮、生薑各適量煲湯。其中全蠍為治風要藥，與各藥食料相配，能滋養陰血、祛風通絡，適合虛風內動型患者。孕婦慎用。

吳老師教你找對穴

合谷穴

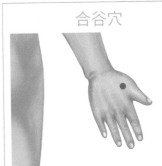

在手背，第 2 掌骨橈側的中點處。

足三里穴

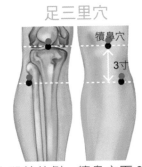

犢鼻穴

3寸

在小腿前外側，犢鼻穴下 3 寸，脛骨前脊外 1 寸。

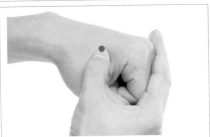

輕握拳，拇、食指指尖輕觸，另手握拳外，拇指指腹垂直下壓即是。

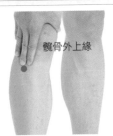

髕骨外上緣

站立彎腰，同側手虎口圍住髕骨上外緣，其餘四指向下，中指指尖處即是。

落枕　找准壓痛點堅持按

落枕是頸項部常見疾病，又稱「失枕」，多由於睡眠姿勢不正確，或者枕頭高低不適，使頸項部肌肉處於緊張狀態，導致頸項部肌肉痙攣而產生疼痛、活動受限、頸部僵硬或者斜頸等。落枕後，可及時按揉落枕穴，該穴在手背側，當第2、第3掌骨之間，掌關節後0.5寸處，是治療落枕的特效穴位。

若是想預防落枕的話，就要選用適合的枕頭。也就是在仰臥時，枕頭能保持頸曲的弧度，枕頭邊緣應保持弧形，不能呈斜坡形；枕頭高度要符合個人的肩寬，仰臥時枕高約一拳，側臥時枕高應為一拳加二指。

還要注意正確的睡姿，即以仰臥為主，左、右側臥為輔。要保證仰臥時枕頭維護頸部的生理彎曲，使胸部在仰臥中保持呼吸暢順，全身肌肉能較好地放鬆，這樣還有利於加深睡眠深度。

診斷及穴位方

主要類型		風寒襲絡	氣滯血瘀
症狀	主要症狀	頸項強痛、活動受限、頸部壓痛明顯	
	併發症	兼見惡風畏寒	有頸部扭傷史
穴位	主穴	阿是穴[1]、肩井穴、後溪穴	
	配穴	風池穴、合谷穴	內關穴

註 1

阿是穴，即人們常說的「有痛便是穴」，沒有固定的位置和名稱。

基本治療方

1 在局部取阿是穴時，一定要找准壓痛點。然後，重點按摩肩井穴、後溪穴。

2 落枕後如果不是很嚴重，可以在家中用米醋局部熱敷，因為米醋有活血化瘀、散寒止痛的作用。

3 診斷落枕並不困難，但需注意排除頸椎疾病。若壓痛點在項正中（即頸椎上），應考慮是否為頸椎疾病，並進一步檢查明確。

吳老師教你找對穴

肩井穴

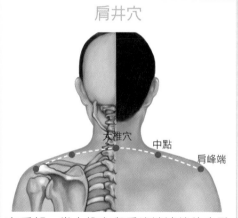

在肩部，當大椎穴與肩峰端連線的中點上。

後溪穴

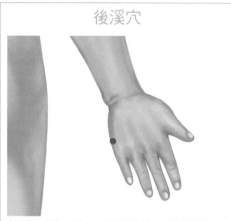

在手內側，第 5 掌指關節尺側近端赤白肉際凹陷中。

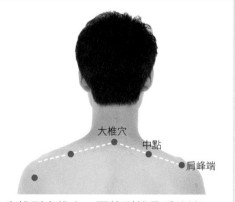

先找到大椎穴，再找到鎖骨肩峰端，二者連線中點即是。

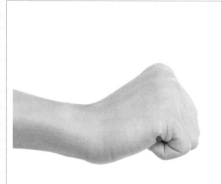

握拳，小指掌指關節後有一皮膚皺摺突起，其尖端處即是。

風寒襲絡 > 用灸法溫通經絡

1　治療時，可搭配風池穴、合谷穴，用艾條溫和灸，以溫經散寒止痛。

2　用電暖爐、熱水袋、熱毛巾及紅外線燈泡局部照射，均可起到止痛作用，在使用時必須注意防止燙傷。

吳老師教你找對穴

風池穴

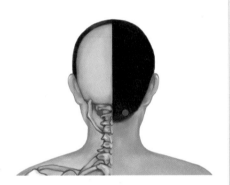

在頸後區，枕骨之下，胸鎖乳突肌上端與斜方肌上端之間的凹陷中。

合谷穴

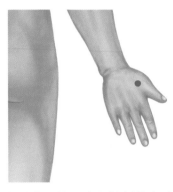

在手背，第 2 掌骨橈側的中點處。

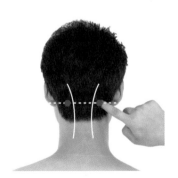

正坐，後頭骨下兩條大筋外緣陷窩中，與耳垂齊平處即是。

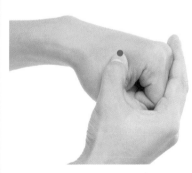

輕握拳，拇、食指指尖輕觸，另手握拳外，拇指指腹垂直下壓處即是。

氣滯血瘀 〉 內關穴也能活血

在刺激內關穴治療時，可囑患者緩緩左右轉動頭部，幅度逐漸加大。

吳中朝行醫30年，80招教你防治常見疾病

吳老師教你找對穴

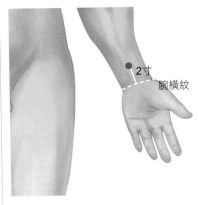

內關穴

在前臂前區，腕掌側遠端橫紋上2寸，
掌長肌腱與橈側腕屈肌腱之間。

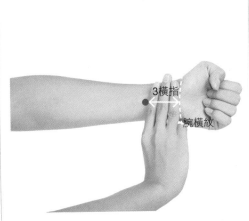

微屈腕握拳，從腕橫紋向上量3橫指，
兩條索狀筋之間即是。

肩周炎　手指「爬」牆 5 分鐘

肩關節本身的血液供應較差，而且隨著年齡的增長又發生老化，加之肩關節活動頻繁，周圍軟組織經常受到來自各方面的摩擦擠壓，故而易發生慢性勞損並逐漸形成原發性肩周炎。一般俗稱為五十肩、冰凍肩等。

此時，除了一些按摩方法外，你還可以進行一些自我療法。如：兩足分開與肩等寬，兩臂前後交替擺動，範圍由低漸高。

中醫認為，人過中年，身體狀況會逐漸走向衰退，肝腎逐漸虛損，容易導致筋脈失養，是本病發生的內因；此外，肩部直接感受風寒濕等的侵襲則是造成本病的外因，因此，一定要注意保暖。此外，肩部活動範圍減少也可能與發病有關，本病女性病人多、左側肩周炎多就說明了這個問題。

不過，需要特別提醒的是，肩部疼痛不一定是肩周炎。如果確診為肩周炎的話，可以辨證選用活血化瘀的中藥，比如可以選用活血化瘀、舒筋活絡、消腫散結的中藥直接熱熨、熱敷。

診斷及穴位方

主要類型		風寒外襲	經筋失養
症狀	主要症狀	一側或兩側肩部疼痛，甚則牽及頸部	
	併發症	日輕夜重，得溫痛減	局部肌肉失調，輕度萎縮
穴位	主穴	肩髃穴、肩髎穴、肩貞穴	
	配穴	曲池穴、外關穴	大杼穴

基本治療方

1. 肩髃穴、肩髎穴、肩貞穴是治療肩周炎必用的穴位。對這 3 個穴位進行艾灸或者按摩，能夠祛風散寒、溫經通絡，對肩周炎有較好的治療效果。

2. 本病服用止痛藥物只能治標，暫時緩解症狀，停藥後多數會復發。應用手術方法治療，術後容易引起粘連。中醫治療被認為是較佳方案，若患者能堅持鍛煉，癒後相當不錯。

3. 手指爬牆鍛煉方法：患者面對牆壁站立，用患側手指沿牆緩緩向上爬動，使上肢高舉到最大限度，做一記號，然後再慢慢向下回原處。反覆進行，逐漸增加高度。

吳老師教你找對穴

肩髃穴	肩髎穴	肩貞穴
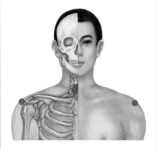	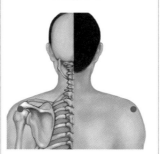	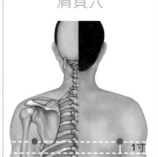
在肩峰前下方，當肩峰與肱骨大結節之間凹陷處。	在肩髃穴後方，臂外展，於肩峰後下方呈現凹陷處。	在肩胛區，肩關節後下方，腋後紋頭直上 1 寸。
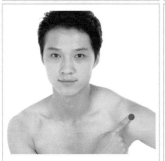	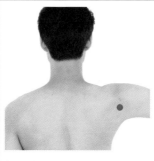	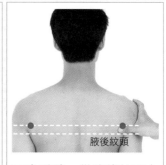
正坐，屈肘抬臂與肩同高，另一手中指按壓肩尖下，肩前呈現凹陷處即是。	外展上臂，肩膀後下方呈現凹陷處即是。	正坐垂臂，從腋後紋頭向上量取 1 橫指處即是。

風寒外襲 > 曲池穴、外關穴能散風寒

1　每天搭配按摩曲池穴、外關穴各 1~3 分鐘，刺激可稍重，以疏經止痛。

2　受涼常是肩周炎的誘發因素，了預防肩周炎，中老年人應重視保暖防寒，勿使肩部受涼。一旦著涼也要及時治療，切忌拖延不治。

吳老師教你找對穴

曲池穴

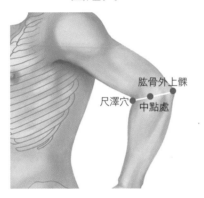

在肘部的橈側，當尺澤穴和肱骨外上髁之間的中點處。

外關穴

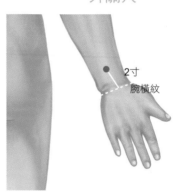

在前臂後區，腕背側遠端橫紋上 2 寸，尺骨與橈骨間隙中點。

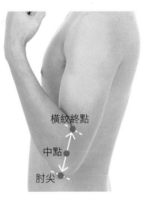

屈肘，肘彎橫紋終點與肘尖連線的中點處即是

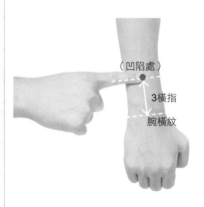

抬臂俯掌，掌腕背橫紋中點直上 3 橫指，前臂兩骨頭之間的凹陷處即是。

經筋失養 > 炎大杼穴能強筋健骨

1 肩髃穴、肩髎穴、肩貞穴刺激量宜輕，以免患者不能承受，大杼穴可針灸，有強筋健骨作用。

2 取羊肉 250 克，枸杞、桑葚、金櫻子、菟絲子、蓮子各 10 克，紅棗 8 枚。菟絲子用紗布包好；羊肉切片，炒炙，同放鍋內；在鍋內放入當歸、砂仁、米酒、花生油、白糖各適量，加水藥煎，用大火煮沸後，改小火煮 30~40 分鐘。將菟絲子紗布包取出，加上配料即可。

吳老師教你找對穴

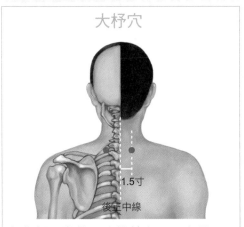

大杼穴

1.5寸
後正中線

在背部，當第 1 胸椎棘突下，旁開 1.5 寸。

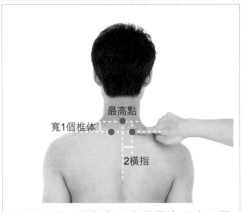

最高點
寬1個椎体
2橫指

低頭屈頸，頸背交界處椎骨高突向下推 1 個椎體，下緣旁開 2 橫指處即是。

小腿抽筋　發作時按承山穴

小腿抽筋的部位正處在足太陽膀胱經的承山穴一帶，膀胱經陽氣旺盛，所以在這個穴上進行按壓，可以直接活躍患處的氣血。另外，還可以在該穴處熱敷，或者用艾條熏一熏，效果非常好。這種方法尤其適合那些容易出現小腿抽筋的人。

小腿抽筋發作時該怎麼辦？如果是小腿後面的肌肉抽筋，可一邊扳腳趾使腳板翹起，一邊儘量伸直膝關節；或者馬上用手抓住抽筋一側的大腳拇趾，再慢慢伸直腳，然後用力伸腿，很快就會緩解小腿抽筋；還可用雙手使勁按摩小腿肚，也能見效。最簡單的就是抽筋的時候要放鬆，然後再慢慢伸直腳。

日常生活中，則應該多補充鈣和維生素 D，可以經常吃鈣片，也可吃含鈣豐富的食物，如蝦子、牛奶、豆製品等。還要加強體能鍛煉，運動時要充分做好準備活動，讓身體充分暖身，使下肢的血液循環順暢，再參加各種激烈運動就能避免腿抽筋。

診斷及穴位方

症狀	小腿肌肉自發性的肌肉痙攣，疼痛難忍
穴方位	承山穴

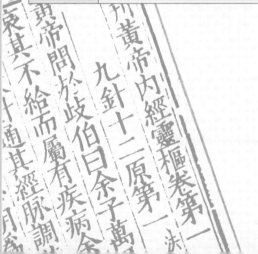

基本治療方

1. 小腿抽筋的原因有很多，如缺鈣、受涼、疲勞過度等，但不管何種原因引起的抽筋，點按承山穴都可以迅速緩解疼痛不適的症狀。

2. 適量補鈣，多曬太陽，注意局部保暖，也要注意體位的變化，如坐姿、睡姿，避免神經、血管受壓。也可做局部肌肉的熱敷、按摩，加強局部血液循環。

吳老師教你找對穴

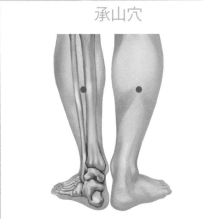

承山穴

在小腿後區，腓腸肌兩肌腹與肌腱交角處。

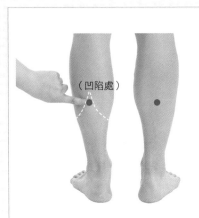

（凹陷處）

直立，小腿用力在小腿的後面正中可見一「人」字紋，其下尖角可觸及一凹陷處即是。

膝關節炎 　輕柔按摩犢鼻穴、陽陵泉穴

膝關節承受著人體大部分的重量，需要的養分很多，所以關節炎中又以膝關節炎最為常見、最為痛苦。膝關節炎不僅表現為膝部酸痛、行動費力，嚴重時還會伴有膝部骨質增生，膝關節曲伸時會聽到「喀嚓喀嚓」的摩擦聲。

膝關節炎屬於中醫「痹症」、「骨痹」、「膝痹」範圍，其主要由於年老體虛，加以外邪侵襲而發病；外邪指的是風、寒、濕、熱等自然界的氣候變化。中醫認為，當人近五十歲時，肝腎氣血衰少，而肝主筋、腎主骨，與筋骨的關係非常密切，肝血不能養筋、腎精不能充骨，加以正氣虛弱，不能抵抗風、寒、濕等外邪，風、寒、濕三氣夾雜乘虛而入，就可能發病。

診斷及穴位方

主要類型		風寒阻絡	腎陰不足	腎陽不足
症狀	主要症狀	膝關節疼痛不適		
	併發症	遇寒加重	眩暈耳鳴、口渴咽乾	形寒畏冷、手足不溫
穴位	主穴	犢鼻穴、陽陵泉穴		
	配穴	風市穴	腎俞穴	腎俞穴、懸鐘穴

基本治療方

1　用大拇指搭配按揉犢鼻穴、陽陵泉穴，每個穴位 1~3 分鐘，力度輕柔。

2　在膝關節疼痛部位尋找青色靜脈，以三棱針點刺，出血如豆，然後加拔火罐。為了預防火罐漏氣，可在罐口塗上潤滑劑。留罐 10 分鐘。若無靜脈，則可在壓痛點上以皮膚針叩刺後再拔火罐。本法對久痛不癒及扭傷所致者，療效顯著。

3　運動鍛鍊時量力而為。因為膝部是人體承重最大的關節，負荷過量易造成關節炎。發病時要根據情況調整運動量，或做不負重的運動，對膝關節炎還是利大於弊的。

吳老師教你找對穴

犢鼻穴	陽陵泉穴

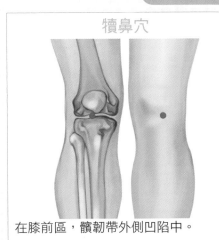

在膝前區，髕韌帶外側凹陷中。

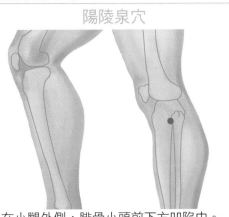

在小腿外側，腓骨小頭前下方凹陷中。

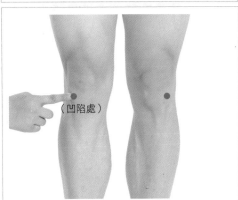

（凹陷處）

下肢用力蹬直，膝蓋下面外側凹陷處即是。

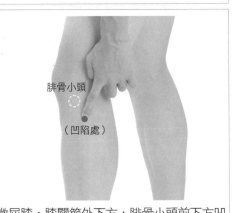

腓骨小頭

（凹陷處）

微屈膝，膝關節外下方，腓骨小頭前下方凹陷處即是。

風寒阻絡 > 針灸風市穴溫經散寒

風市穴為祛風要穴，宜用灸法溫經散寒。疼痛局部可拔罐，15 分鐘後取下。

腎陰、腎陽不足 > 溫灸腎俞穴、懸鐘穴

1　按壓穴位時，力量不宜過大。腎俞穴、懸鐘穴可用艾條溫和灸或紅外線燈照射。

2　取豬腰子 1 對，洗淨切片，加人參 6 克，核桃肉 10 克，與白米 200 克加適量水共煮成粥，隨意服用，每日 1 劑。

吳老師教你找對穴

風市穴	腎俞穴	懸鐘穴
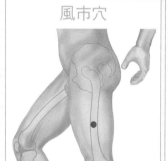	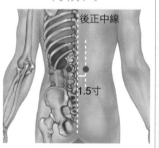	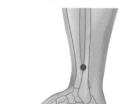
在股部，直立垂手，掌心貼於大腿時，中指尖所指凹陷中，髂脛束後緣。	在脊柱區，第 2 腰椎棘突下，後正中線旁開 1.5 寸。	小腿外側，當外踝尖上 3 寸，腓骨前緣。
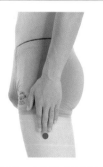	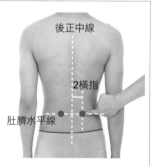	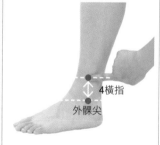
直立垂手，手掌併攏伸直，中指指尖處即是。	肚臍水平線與脊柱相交椎體處，下緣旁開 2 橫指處即是。	外踝尖直上 4 橫指處，腓骨前緣處即是。

坐骨神經痛

環跳穴天天「揉麵團」

坐骨神經痛不是一個獨立的疾病，而是許多病的一個症狀，有原發性和繼發性兩種。原發性坐骨神經痛，又叫坐骨神經炎，是坐骨神經本身發生的病變，多與感染有關，比如受寒著涼。繼發性坐骨神經痛主要是由其鄰近組織病變，如腰椎間盤脫出、骨質增生、椎管內腫瘤等壓迫坐骨神經所引起。疼痛多由臀或下腰部開始，沿大腿後面向下放射到腳跟。疼痛持續性一陣陣加劇，像針刺或燒灼的感覺，常因行走、咳嗽、噴嚏、彎腰、排便而疼痛難忍。沿坐骨神經通路可能有壓痛感，特別是臀中部、小腿中部壓痛感最明顯。凡牽拉坐骨神經的動作，如患肢伸直置高或患肢伸直足背屈，均可使疼痛加重。

因為坐骨神經從腰椎發出，想要緩解它的壓力就必須從源頭開始，所以坐骨神經痛患者，除按摩下面介紹的穴位外，還可以嘗試一下這個方法：在做所有的按摩之前，先在下腰部做 5~10 分鐘的熱敷，然後用「揉麵團」的方式從臀部一直按摩到腳底。如果患者的症狀很嚴重，還可以從骨盆上緣向兩旁刮痧，往往很快就能看到紫痧發出。

診斷及穴位方

主要類型		寒濕留着	瘀血阻滯	正氣不足
症狀	主要症狀	腰腿疼痛劇烈		
	併發症	喜暖畏寒，陰雨天症狀加重	有外傷史、痛如針刺	疼痛反覆發作，喜揉喜按
穴位	主穴	腰 2~5 夾脊穴、環跳穴、陽陵泉穴		
	配穴	命門穴、腰陽關穴	膈俞穴、委中穴	腎俞穴、足三里穴

基本治療方

1　平日可經常用手順序按摩腰 2~5 夾脊穴、環跳穴、陽陵泉穴，如果分型是寒濕或瘀血的，用力可稍大，對正氣不足者用力不宜太大。

2　光腳在鵝卵石鋪成的地面或粗糙的地上做原地踏步。每天 1 次，每次約 30 分鐘。

3　取老桑枝 6 克，與 500 克重的雞肉共燉，喝湯吃肉，對各型患者都有好處。

吳老師教你找對穴

腰 2~5 夾脊穴	環跳穴	陽陵泉穴

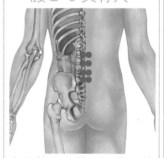

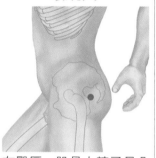

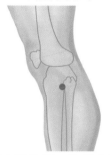

在脊柱區，第 2 腰椎至第 5 腰椎棘突下兩側，後正中線旁開 0.5 寸，兩側共八穴。

在臀區，股骨大轉子最凸點與骶管裂孔連線上的外 1/3 與內 2/3 交點處。

在小腿外側，腓骨小頭前下方凹陷中。

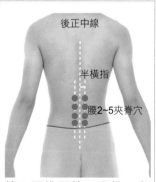

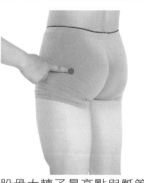

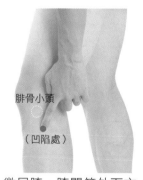

第 2 腰椎至第 5 腰椎，旁開半橫指處即是。

股骨大轉子最高點與骶管裂孔作一直線，外 1/3 與內 2/3 的交點處即是。

微屈膝，膝關節外下方，腓骨小頭前下方凹陷處即是。

寒濕留著 > 用熱水袋敷患處

1 此型患者應經常用艾條溫和灸或紅外線照射腰 2~5 夾脊穴、環跳穴、陽陵泉穴、命門穴、腰陽關穴，以散寒溫經止痛。

2 疼痛發作時，可以用熱水袋敷患處，每天數次，連續 2~3 天，也可服用消炎痛等非處方止痛藥。

吳老師教你找對穴

命門穴

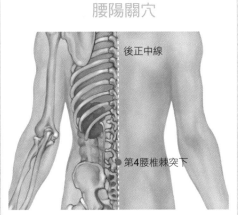

後正中線

第2腰椎棘突下

在脊柱區，第 2 腰椎棘突下凹陷中，後正中線上。

腰陽關穴

後正中線

第4腰椎棘突下

在脊柱區，第 4 腰椎棘突下凹陷中，後正中線上。

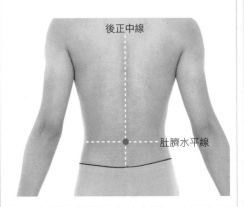

後正中線

肚臍水平線

肚臍水平線與後正中線交點，按壓有凹陷處即是。

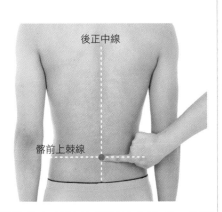

後正中線

髂前上棘線

兩側髂前上棘連線與脊柱交點處，可觸及一凹陷即是。

吳中朝行醫 30 年，80 招教你防治常見疾病

瘀血阻滯 > 刺委中穴活血

可在膈俞穴、委中穴處，用三針點刺出血，以取活血化瘀之效。

吳老師教你找對穴

膈俞穴	委中穴

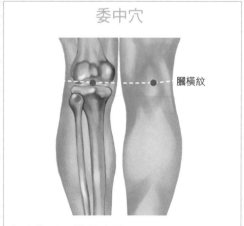

後正中線

1.5寸

在脊柱區，第 7 胸椎棘突下，後正中線旁開 1.5 寸。

膕橫紋

在膝後區，橫紋中點。

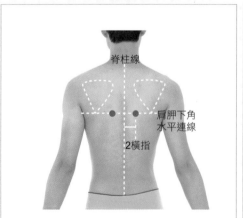

脊柱線

肩胛下角
水平連線

2橫指

肩胛骨下角水平連線與脊柱相交椎體處，下緣旁開 2 橫指處即是。

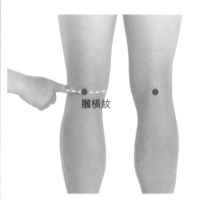

膕橫紋

膝蓋後面凹陷中央的橫紋中點即是。

正氣不足 > 常按腎俞穴、足三里穴強身健體

搭配腎俞穴、足三里穴，宜常按、常灸，以強壯體質。

吳老師教你找對穴

腎俞穴

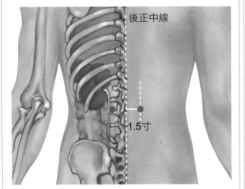

在脊柱區，第 2 腰椎棘突下，後正中線旁開 1.5 寸。

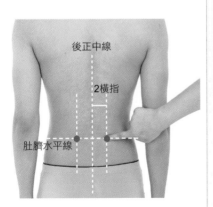

肚臍水平線與脊柱相交椎體處，旁開 2 橫指處即是。

足三里穴

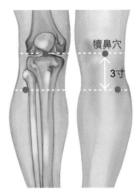

在小腿前外側，犢鼻穴下 3 寸，脛骨前脊外 1 寸。

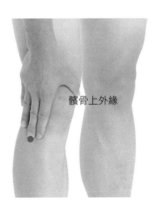

站立彎腰，同側手虎口圍住髕骨上外緣，餘四指向下，中指指尖處即是。

皮膚搔癢

重按壓曲池穴、風門穴、血海穴

皮膚搔癢是一種與神經功能障礙有關的皮膚病。該病發於任何年齡層的人，但好發於中老年人，多見於冬夏兩季。治療皮膚搔癢症時，除以下的按摩方法外，還可以採用油醋塗擦，即將等量的醬油、醋混合，塗於患處。用藥棉擦拭的時候，不要用力過大，但要反覆擦拭，直至皮膚有熱感，擦拭結束後，用清水洗淨，能快速緩解皮膚搔癢。

老年搔癢症多為血虛、陰虛所致，若血脂正常，可適當吃些含油脂較多的食物。老年搔癢症及冬季搔癢症應避免洗熱水澡，減少清潔劑、香皂的使用，洗澡後應即刻擦嬰兒油、乳液。

皮膚搔癢者在平時的生活調養方面，儘量不要吃魚蝦蟹等海鮮，以及蔥、蒜、韭菜、酒等。還要加強營養與必要的運動，以提高身體免疫力。夏季搔癢症應儘量避免進食烤、炸、辣食物。

診斷及穴位方

主要類型		血燥風熱	血虛肝旺
症狀	主要症狀	局部搔癢難耐，嚴重者可遍及全身	
	併發症	常見於年輕人，睡前或被子太暖時發作	常見於老年人，情緒波動或天氣變化時易發作
穴位	主穴	曲池穴、風門穴、血海穴	
	配穴	風池穴	肝俞穴、太衝穴

基本治療方

1 如病人搔癢感覺劇烈，可對曲池穴、風門穴、血海穴加大按壓刺激量以止癢。

2 平時不吃辛辣食物，多吃水果蔬菜。搔癢發作嚴重時，可用手多摩擦，儘量不要用力搔抓，以免感染。

3 要注意一個常見謬誤：勤洗澡並不能止癢，其結果往往適得其反。可用紗布蘸泡好冷卻後的綠茶汁擦拭癢處。

吳老師教你找對穴

曲池穴	風門穴	血海穴

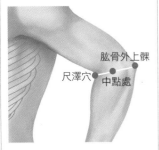

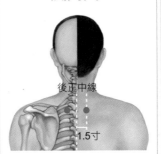

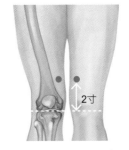

在肘部的橈側，當尺澤穴和肱骨外上髁之間的中點處。

在脊柱區，第 2 胸椎棘突下，後正中線旁開 1.5 寸。

在股前區，髕底內側端上 2 寸，股內側肌隆起處。

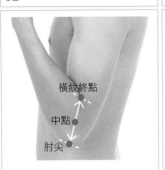

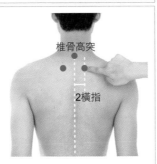

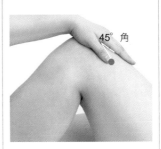

將手肘內彎，取肘橫紋終點與肘尖之間的中點即是。

低頭屈頸，頸背交界處椎骨高突向下推 2 個椎體，下緣旁開 2 橫指處即是。

屈膝 90，手掌伏於膝蓋上，拇指與其他四指成 45，拇指尖處即是。

血燥風熱 ＞ 風池穴刺出血

1 曲池穴（見前頁）可點刺出血，如豆狀，能袪風泄熱。風池穴按壓力量宜重，以增加功效。

2 此型病人，宜注意生活調理。平時可燉吃雪梨、木耳、枸杞、黨參等，不要吃辛辣油炸易上火的食物。保持充足的睡眠，保持大便通暢。天氣乾燥時，多喝水。

3 取蒼耳子全草 30 克，鹽少許。蒼耳子洗淨切碎，加水適量成 1 碗，藥渣加水適量後複煎，加鹽少許攪勻，外洗患處。

吳老師教你找對穴

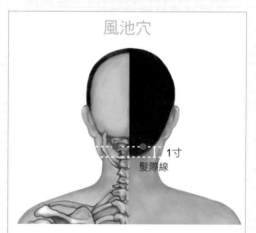

風池穴

1寸
髮際線

在頸後區，枕骨之下，入髮際 1 寸，胸鎖乳突肌上端與斜方肌上端之間的凹陷中。

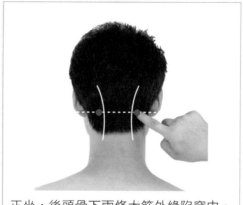

正坐，後頭骨下兩條大筋外緣陷窩中，與耳垂齊平處即是。

血虛肝旺 > 大力按壓肝俞穴、太衝穴

肝俞穴、太衝穴是泄肝熱的要穴，按壓時宜加大刺激量，可增強治療效果。

吳老師教你找對穴

肝俞穴

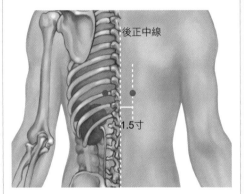

後正中線

1.5寸

在脊柱區，第九胸椎棘突下，後正中線旁開 1.5 寸。

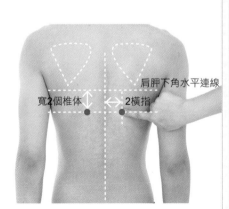

肩胛下角水平連線

寬2個椎体　2橫指

肩胛骨下角水平連線與脊柱相交椎體處，往下推 2 個椎體，下緣旁開 2 橫指處即是。

太衝穴

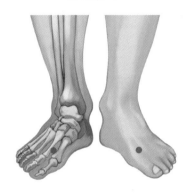

在腳背，當第 1、第 2 蹠骨間，蹠骨底結合部前方凹陷中，或觸及動脈跳動處。

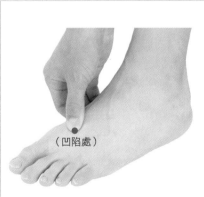

（凹陷處）

在腳背，沿第 1、第 2 趾間橫紋向足背上推，可感有一凹陷處即是。

高血壓

按摩風池穴、太陽穴能降壓

高血壓，中醫屬於眩暈等範疇。《內經》記載：「諸風掉眩，皆屬於肝」，「腎虛，則頭重高搖，髓海不足，則腦轉耳鳴」，因此說，高血壓的眩暈與肝腎有關。

前面提到過，人到老年後，腎氣會自然衰減，氣虛無力推動血行，瘀血內生，就會導致血壓的升高。另外，一些高脂肪的食物，不僅會使人變胖和血脂增高，而且大量的脂肪還會壓迫血管或堆積於血管中，使得血管變窄，進而引起血管堵塞、硬化，並形成血栓，極易導致血壓升高。

人體內的氣機不暢時，也會導致高血壓。大家知道，肝是主疏泄的，一旦這個功能下降了，就會引起氣滯血瘀，血液就極易阻滯於血管中，久而久之，就會引起血栓，進而致使血壓升高。因此，應儘量避免生氣、緊張等不良情緒，以免影響肝的疏泄功能。

在臨床治療上，高血壓分 1 期、2 期、3 期。1 期的保健治療效果是最好的，因此，一定要及早診治並進行保健。到了 2 期、3 期，效果就會下降。

診斷及穴位方

主要類型		肝風上擾	痰濁阻滯	肝腎虧虛
症狀	主要症狀	頭暈、目眩、時有頭疼		
	併發症	肌肉跳動、手抖、唇舌肢體麻木	痰稠黏、尿黃、體質多偏肥胖	頭昏且暈、面色白、畏寒、肢冷
穴位	主穴	風池穴、太陽穴		
	配穴	太衝穴、期門穴	豐隆穴、足三里穴	肝俞穴、腎俞穴

基本治療方

1 風池穴、太陽穴等穴位，經適當的刺激後，都具有即時降壓作用，幅度在 10~30 公釐水銀柱之間。

2 菊花決明茶：取菊花 3 克、決明子 5 克，用沸水衝泡，代茶飲。將決明子搗碎後，再衝泡，效果會更好。此茶最適合春、夏、秋三季飲用。

3 適當飲酒有助於血壓降低，但切忌過量。每日健康人飲酒量，以啤酒不超過 355 毫升、紅酒不超過 100 毫升、白酒不超過 50 毫升為宜。

吳老師教你找對穴

風池穴

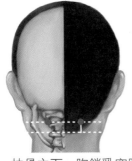

在頸後區，枕骨之下，胸鎖乳突肌上端與斜方肌上端之間的凹陷中。

太陽穴

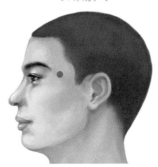

在頭部，眉梢與眼眶外緣之間，向後約 1 橫指的凹陷中。

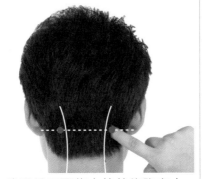

正坐，後頭骨下兩條大筋外緣陷窩中，與耳垂齊平處即是。

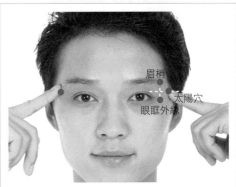

眉梢與眼眶外緣連線中點向後 1 橫指，觸及一凹陷處即是。

肝風上擾 > 按摩太衝穴、期門穴 5 分鐘

1 在主穴的基礎上，適當配合刺激太衝穴、期門穴，每個穴位 5~10 分鐘，
每天 1~2 次。

2 取香附 18 克，柴胡、赤芍、杭菊、牡丹皮各 12 克，陳皮、川芎各 10 克，
當歸、路路通各 9 克，生甘草 3 克，白米 60 克。將前 10 味水煎取汁，
放入白米煮成稀稠粥即成。每日 1 劑，分 2 次服食，本方有疏肝理氣、
活血通絡的作用。

吳老師教你找對穴

太衝穴	期門穴
	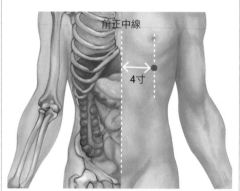
在腳背，當第 1、第 2 蹠骨間，蹠骨底結合部前方凹陷中，或觸及動脈跳動處。	在胸部，第 6 肋間隙，前正中線旁開 4 寸。
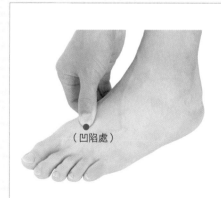	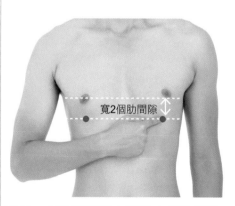
腳背，沿第 1、第 2 趾間橫紋向足背上推，可感有一凹陷處即是。	正坐，自乳頭垂直向下推 2 個肋間隙，按壓有酸脹感處即是。

痰濁阻滯 > 豐隆穴能夠化痰

1　痰濁阻滯的患者，可常搭配按壓豐隆穴、足三里穴。力度可以適當加重，每個穴位按摩 3~5 分鐘。

2　平時在飲食上應注意少吃肥肉，宜常吃薏仁、冬瓜、紅豆、茯苓、陳皮、半夏，對改善痰濁體質很有好處。

吳老師教你找對穴

豐隆穴	足三里穴
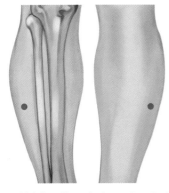	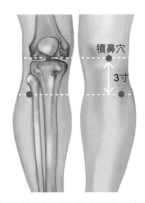
在小腿外側，外髁尖上 8 寸，脛骨前肌的外緣。	在小腿前外側，犢鼻穴下 3 寸，脛骨前脊外 1 寸。
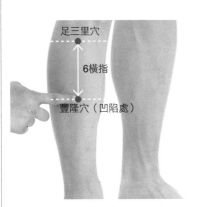	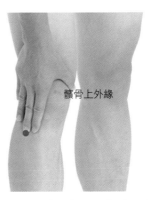
坐位屈膝，先找到足三里穴，向下量 6 橫指凹陷處即是。	站立彎腰，同側手虎口圍住髕骨上外緣，餘四指向下，中指指尖處即是。

肝腎虧虛 〉 每天灸肝俞穴、腎俞穴

1　肝俞穴、腎俞穴搭配，按壓時力量宜輕，宜用灸法或紅外線燈照射，以溫補肝腎。

2　取絞股藍 15 克，紅棗 15 枚，白米 100 克，紅糖 20 克。將絞股藍揀去雜質，曬乾或烘乾，研成極細末，備用。紅棗、白米淘洗乾淨，一起放入沙鍋，加水煨煮成稠粥，加絞股藍細末、紅糖，攪拌均勻，改成用小火繼續煨煮 10 分鐘即成。肝腎虧虛的食療常需要較長時間才能見效，所以患者在食療時要有耐心。

吳老師教你找對穴

肝俞穴

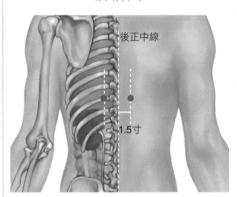

在脊柱區，第 9 胸椎棘突下，後正中線旁開 1.5 寸。

腎俞穴

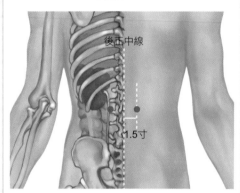

在脊柱區，第 2 腰椎棘突下，後正中線旁開 1.5 寸。

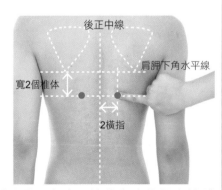

肩胛骨下角水平連線與脊柱相交椎體處，往下推 2 個椎體，下緣旁開 2 橫指處即是。

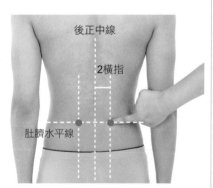

肚臍水平線與脊柱相交椎體處，下緣旁開 2 橫指處即是。

糖尿病　　大力刺激胰俞穴

中醫把糖尿病稱為消渴症，表現出來的症狀就是多飲、多食、多尿。當口渴得厲害時，說明身體裡缺少津液了。我們知道，人體津液滋潤各個臟器。當肺熱的時候，就會灼傷津液，使得津液缺少，直接表現出來的症狀就是口渴。此外，糖尿病患者還伴有眼睛乾澀、皮膚搔癢等症，也都根源於此。

糖尿病多食是由脾胃之氣不足引起的，吃進來的東西不能正常地轉化成養分，而是直接通過過量的含糖尿液排出體外。因此，糖尿病患者一下子就餓了，雖然吃很多，但卻不會發胖。脾胃之氣的不足，還表現在解糖能力下降。糖尿病還是其他疾病之源，所以糖尿病還伴有很多其他症狀。

多尿的根源在腎氣不足。腎主水液，在腎氣的溫煦下，膀胱氣化水液後，將濁物排出，也就是尿液。當腎氣不足的時候，膀胱不足以氣化，因此就一股腦全排出去了，於是小便就增多了。體內的水分隨大量尿液排出，自然會感到口渴，於是又會大量喝水，疾病的不同階段是互相影響的。

診斷及穴位方

主要類型		燥熱熾盛（早期）	氣陰兩虛（中期）	陰陽兩虛（晚期）
症狀	主要症狀	多飲、多食、多尿		
	併發症	甚則渴飲無度、咽乾舌燥、形體消瘦	倦怠乏力、心慌氣短、頭暈耳鳴、失眠多夢或心悸健忘、盜汗	形寒肢冷、面色黧黑、浮腫、皮膚毛髮乾枯無光澤、耳鳴耳聾
穴位	主穴	胰俞穴、足三里穴、三陰交穴		
	配穴	魚際穴、肺俞穴	脾俞穴、胃俞穴	肝俞穴、腎俞穴

基本治療方

1　用拇指指腹依次按摩胰俞穴、足三里穴、三陰交穴各 1~3 分鐘，胰俞穴宜力量稍重，以患者能忍受為度。

2　用手指指腹依次按摩耳部的脾、腎、肺等穴，時間和次數不限。只要方便，隨時隨地都可以進行按摩。此方法適合各個時期的糖尿病患者。

3　平日在廚房要「懶」點，蔬菜能不切就不切，豆類能整粒吃就不要磨。一般薯類、蔬菜等都不要切得太小或成泥狀。多嚼幾下，腸道多運動，有利於控制血糖。

吳老師教你找對穴

胰俞穴	足三里穴	三陰交穴
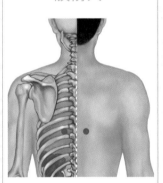	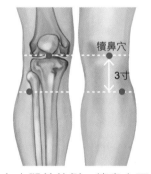	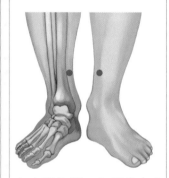
在第 8、第 9 胸椎之間，旁開 1.5 寸。	在小腿前外側，犢鼻穴下 3 寸，脛骨前脊外 1 寸。	在小腿內側，內踝尖上 3 寸，脛骨內側緣後際。
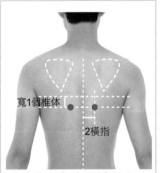	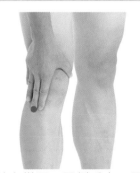	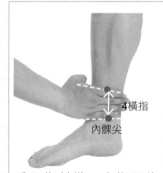
肩胛骨下角水平連線與脊柱相交椎體處，往下推一個椎體，下緣旁開 2 橫指處即是。	站立彎腰，同側手虎口圍住髕骨上外緣，餘四指向下，中指指尖處即是。	手四指並攏，小指下緣靠內踝尖上，食指上緣所在水平線與脛骨後緣交點即是。

燥熱熾盛（早期）> 三棱針刺魚際穴出血

1 　兩手交互按壓對側魚際穴，次數不限，有利於泄肺熱。如患者肺熱症狀
　　較明顯，可用三棱針點刺魚際穴出血。每天用食指和中指指腹旋轉按揉
　　兩側穴位，每次 3 分鐘，對糖尿病也有很好的療效。另外，按揉肺俞穴
　　也能起到同樣的效果。

2 　取地骨皮 30 克，桑白皮、麥冬各 15 克，麵粉 100 克。先加適量水煎 3
　　味藥，去渣取汁，與麵粉共為麵糊。渴即食之，不拘時。

吳老師教你找對穴

魚際穴

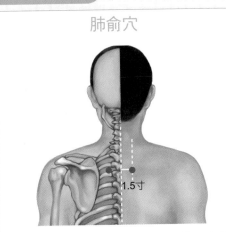

在手外側，第一掌骨橈側中點赤白肉際
處。

肺俞穴

1.5寸

在脊柱區，第 3 胸椎棘突下，後正中線
旁開 1.5 寸。

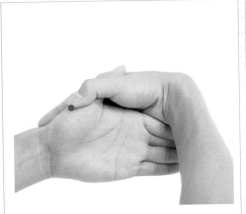

一手輕握另手手背，彎曲拇指，指尖垂
直下按第一掌骨中點肉際處即是。

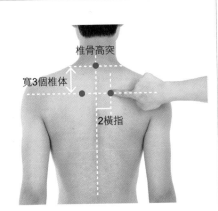

椎骨高突

寬3個椎体

2橫指

低頭屈頸，頸背交界處椎骨高突向下推 3
個椎體，下緣旁開 2 橫指處即是。

吳中朝行醫30年，80招教你防治常見疾病

氣陰兩虛（中期）＞ 灸脾俞穴能補氣

1 用艾條灸脾俞穴、胃俞穴，每次 10~15 分鐘，每天 1 次，以皮膚潮紅為度。

2 取山藥、小麥各 60 克，白米 30 克，加水適量，大火煮沸後，轉小火煮至小麥爛熟即可。每日服用，不拘時。

吳老師教你找對穴

脾俞穴

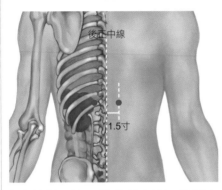

在脊柱區，第 11 胸椎棘突下，後正中線旁開 1.5 寸。

胃俞穴

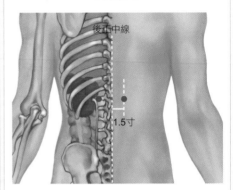

在脊柱區，第 12 胸椎棘突下，後正中線旁開 1.5 寸。

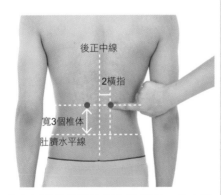

肚臍水平線與脊柱相交椎體處，往上推 3 個椎體，下緣旁開 2 橫指處即是。

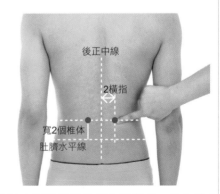

肚臍水平線與脊柱相交椎體處，往上推 2 個椎體，下緣旁開 2 橫指處即是。

陰陽兩虛（晚期） > 灸肝俞穴、腎俞穴

1 用艾條灸肝俞穴、腎俞穴，每次 10~15 分鐘，每天 1 次，以皮膚潮紅為度。

2 取金櫻子 50 克，菟絲子 15 克，大烏梅、核桃仁、芡實末各 30 克，加白米適量，煮粥服用。每日服用，不拘時，有滋陰補陽的作用。

吳老師教你找對穴

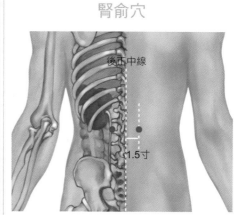

肝俞穴	腎俞穴

在脊柱區，第 9 胸椎棘突下，後正中線旁開 1.5 寸。

在脊柱區，第 2 腰椎棘突下，後正中線旁開 1.5 寸。

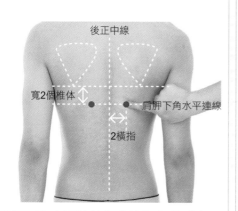

肩胛下角水平連線與脊柱相交椎體處，往下推 2 個椎體，下緣旁開 2 橫指處即是。

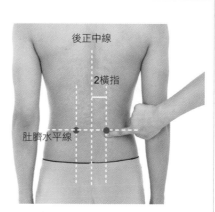

肚臍水平線與脊柱相交椎體處，下緣旁開 2 橫指處即是。

冠心病

經常按按內關穴、膻中穴

冠心病是冠狀動脈粥樣硬化性心臟病的簡稱，亦稱缺血性心臟病。冠心病屬中醫「胸痺」、「心痛」、「真心痛」、「心絡痛」的範疇。一般來説，人到中年之後，體質逐漸下降，五臟開始漸衰，臟腑功能失調，此為發病的基礎。加上身體陽氣不足，或受寒暑等邪氣侵襲，或飲食不節，嗜食肥甘，或思慮勞倦，或情緒失調等，都可能引發冠心病。其病位在心，涉及肺、脾、肝、腎諸臟，因此治療時，以益氣養心為主。

患者應重視精神、情緒的調養，避免精神刺激和過分的情緒激動，還應儘量戒除煙酒嗜好，少飲濃茶、咖啡。另外，患者還應注意勞逸結合，避免過度疲勞，生活有節、起居有時，飲食勿過饑過飽，並保持運動的習慣。

診斷及穴位方

主要類型		肝氣鬱結	痰濁壅滯
症狀	主要症狀	胸悶、氣短、時有胸前不適	
	併發症	脾氣急躁、易怒	體形偏胖或腹部壅贅
穴位	主穴	心俞穴、內關穴、膻中穴	
	配穴	太衝穴、三陰交穴	豐隆穴、足三里穴

基本治療方

1 選取軀幹部的穴位，如心俞穴、內關穴、膻中穴等，每次任選 1~2 個穴位搭配，每個穴位按摩 3~5 分鐘。此法適合任何類型的冠心病患者。

2 取白米 100 克，紅棗 3~5 枚，制首烏 30~60 克，紅糖或冰糖適量。將制首烏煎取濃汁，去渣，與白米、紅棗一起放入沙鍋內煮粥，粥快煮好時放入紅糖或冰糖調味，再煮沸即可。每日服 1~2 次，7~10 日一療程，間隔 5 日再服。長期堅持服用，可養心補血。

吳老師教你找對穴

心俞穴	內關穴	膻中穴

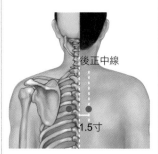

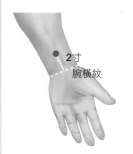

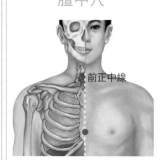

在脊柱區，第 5 胸椎棘突下，後正中線旁開 1.5 寸。

在前臂前區，腕掌側遠端橫紋上 2 寸，掌長肌腱與橈側腕屈肌腱之間。

在胸部，橫平第 4 肋間隙，前正中線上。

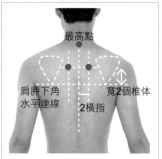

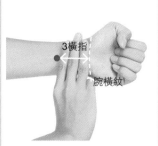

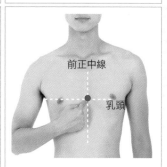

肩胛下角水平連線與脊柱相交椎體處，往上推 2 個椎體，下緣旁開 2 橫指處。

微屈腕握拳，從腕橫紋向上量取 3 橫指，兩條索狀筋之間即是。

在胸部，由鎖骨往下數第 4 肋間，平第 4 肋間，兩乳頭中點，當前正中線上即是。

肝氣鬱結 > 太衝穴能解鬱

1 睡前按摩太衝穴、三陰交穴 5~10 分鐘，長期持續有疏肝理氣、安神寧心的作用。

2 平時可常喝花旗參茶，具體做法是：取花旗參、玫瑰花各 9 克，綠茶 3 克，加入適量水煮 2 小時。隨時飲服，不拘時，有疏肝理氣健脾的作用。

吳老師教你找對穴

太衝穴	三陰交穴
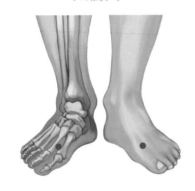	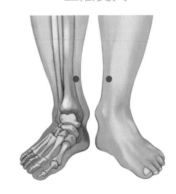
位於人體足背側，當第 1 蹠骨間隙的後方凹陷處。	在小腿內側，內踝尖上 3 寸，脛骨內側緣後際。
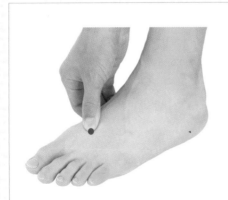	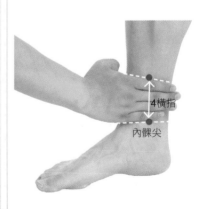
腳背，由第 1、第 2 趾間縫紋向足背上推，至第 1、第 2 趾骨結合部前方，可感到有一凹陷處即是。	手四指併攏，小指下緣靠內踝尖上，食指上緣所在水平線與脛骨後緣交點處即是。

痰濁壅滯 > 豐隆穴為化痰要穴

1 中醫說「脾為生痰之源」，方便時常搭配按壓豐隆穴、足三里穴，每日 2~3 次，每次 5~10 分鐘，有健脾化痰的作用。

2 在平常煲湯的時候，可以加田七 10 克、人參 5 克，與其他原材料一起下鍋煮沸，常喝有化痰理氣的作用。

吳老師教你找對穴

豐隆穴

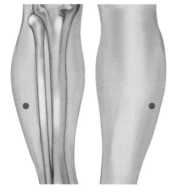

在小腿外側，外髁尖上 8 寸，脛骨前肌的外緣。

足三里穴

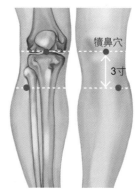

在小腿前外側，犢鼻穴下 3 寸，脛骨前脊外 1 寸。

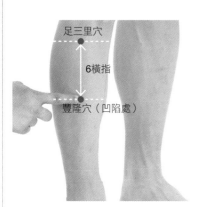

坐位屈膝，先找到足三里穴，向下量 6 橫指凹陷處即是。

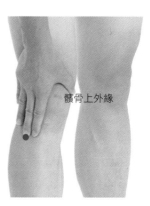

站立彎腰，同側手虎口圍住髕骨上外緣，其餘四指向下，中指指尖處即是。

高脂血症

中脘穴、脾俞穴、氣海穴能降血脂

高脂血症，顧名思義，就是血液當中的脂肪過高。中醫上並沒有「高脂血症」的說法，一般將其歸入「胸痹」、「血瘀」、「痰濕」等範疇。血脂是如何升高的呢？

當人體進入老年的時候，五臟六腑的功能都會出現衰退，以腎為主。腎主水液，全身的血液都要靠腎氣來推動，腎氣一旦衰減，血液運行就會變得緩慢，變慢後就易沈澱各種垃圾物質，當然就包括膽固醇和脂肪。其次，脾主運化，脾氣弱了，吃進來的肥膩食物就得不到及時轉化，不能化養分以營養全身，反而變生脂濁，混入血中，引起血脂升高。再者，肝主疏泄，假如疏泄失常的話，也會造成脂肪代謝不利，從而引起血脂升高。

還有些老年人喜靜少動，經常不是坐著就是躺著，這樣很容易造成氣機不暢。氣滯了，轉化、代謝脂肪的推動力就弱了。脂肪於是用少剩多，沈積體內，浸淫血中，血脂就升高了。

所以，中老年人要從調理肝、脾、腎入手，調暢氣機，才能防治高脂血症。因為此病不僅會造成肥胖、動脈硬化、脂質瘀積、冠心病等症；還會使血粘度增高，血液運行不暢、遲緩，嚴重的甚至會造成血栓、阻塞性疾病。

診斷及穴位方

主要類型		痰濁化熱	痰濁瘀滯	脾腎兩虛
症狀	主要症狀	頭昏、胸悶、失眠		
	併發症	肢體困倦、眼瞼有黃色斑	咳嗽有痰、大便偏溏	面色萎黃、耳鳴眼花
穴位	主穴	中脘穴、脾俞穴、氣海穴		
	配穴	豐隆穴、太衝穴	豐隆穴、足三里穴	腎俞穴、懸鐘穴

基本治療方

1 中脘穴、脾俞穴、氣海穴三穴配合，可行氣化痰利濕，每次按摩 5~10 分鐘。

2 多數動物油中飽和脂肪酸的含量較高，而植物油中不飽和脂肪酸居多，因此高脂血症患者宜食用植物油。另外，海魚和魚油也適合此類患者食用。

3 選取耳部的脾、大腸、小腸、交感等穴，時間不限，隨時隨地都可以按摩。長期持續，能夠有效地分解體內的脂質。此法適合任何類型的高脂血症患者。

吳老師教你找對穴

中脘穴	脾俞穴	氣海穴
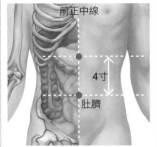	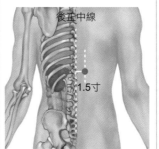	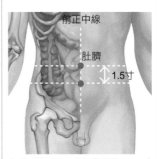
在上腹部，臍中上 4 寸，前正中線上。	在脊柱區，第 11 胸椎棘突下，後正中線旁開 1.5 寸。	在下腹部，臍中下 1.5 寸前正中線上。
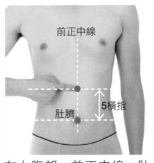	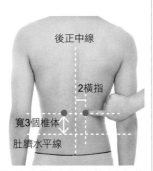	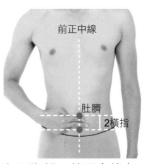
在上腹部，前正中線，肚臍中央向上 5 橫指處即是。	肚臍水平線與脊柱相交椎體處，往上推 3 個椎體，下緣旁開 2 橫指處即是。	在下腹部，前正中線上，肚臍中央向下 2 橫指處即是。

痰濁化熱 ＞ 重按豐隆穴、太衝穴化痰泄熱

1　按摩豐隆穴、太衝穴，力量可適當加大，每次 5~10 分鐘，有化痰泄熱的作用。

2　取決明子、菊花各 5 克。菊花洗淨備用，決明子洗淨炒至微膨帶有香味後搗碎，用紗布包好，清水煮沸，水煎至微黃色，再倒入菊花同煎幾分鐘即可。代茶飲，一次飲完後再加入水衝泡，直至無味即可棄之。隨時飲用，不拘時，長期飲用有降脂減肥、清熱平肝的作用。

吳老師教你找對穴

豐隆穴

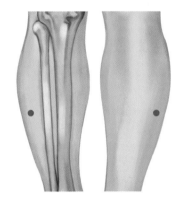

在小腿外側，外髁尖上 8 寸，脛骨前肌的外緣。

太衝穴

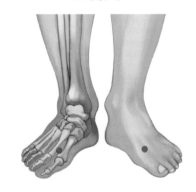

位於人體足背側，當第 1、第 2 蹠骨間隙的後方凹陷處，或觸及動脈跳動處。

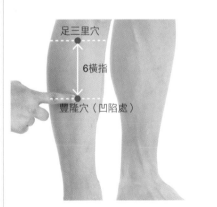

坐位屈膝，先找到足三里穴，向下量 6 橫指凹陷處即是。

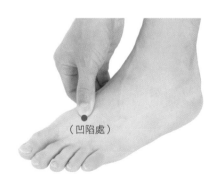

由第 1、第 2 趾間縫紋向足背上推，至第 1、第 2 趾骨結合部前方，可感到有一凹陷處即是。

痰濁瘀滯 〉 足三里穴健脾化痰

1　豐隆穴、足三里穴為健脾化痰要穴，中醫說「脾為生痰之源」，脾健則運化水濕的功能正常，痰也無從生起。兩穴配合，每次按摩 5~10 分鐘，每天 2 次。

2　膽固醇是人體必不可少的物質，但攝取過多卻害處不少，膳食中的膽固醇每日應不超過 300 毫克，血脂高者應少食或忌食含膽固醇高的食物，如動物內臟、蛋黃、魚卵、魷魚等食物。植物固醇在植物油中呈現游離狀態，有降低膽固醇的作用，而大豆中的豆固醇有明顯降血脂的作用，所以提倡多吃豆製品。

吳老師教你找對穴

豐隆穴	足三里穴
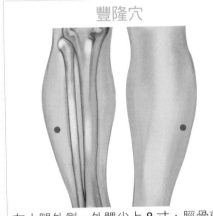	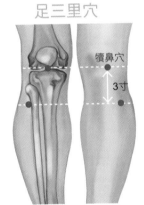
在小腿外側，外踝尖上 8 寸，脛骨前肌的外緣。	在小腿前外側，犢鼻穴下 3 寸，脛骨前脊外 1 寸。
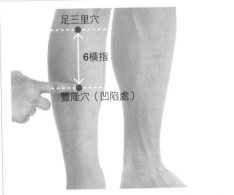	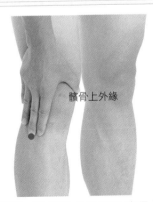
坐位屈膝，先找到足三里穴，向下量 6 橫指凹陷處即是。	站立彎腰，同側手虎口圍住髕骨上外緣，其餘四指向下，中指指尖處即是。

脾腎兩虛 > 常灸腎俞穴

1　平日方便時，對腎俞穴宜常灸，以溫腎補陽，也可常按摩懸鐘穴。

2　取黑豆（炒香）60 克，白朮（炒）、青皮、生地黃、厚朴、杜仲（薑炒）、補骨脂（微炒）、陳皮、川椒、巴戟肉、白茯苓、小茴香、肉蓯蓉各 30 克，青鹽 15 克共研粉末，置容器中，加入 1500 毫升白酒，密封，浸泡 7~10 天後，過濾去渣即成。每次空腹溫服 15~30 毫升，每日早、晚各服 1 次。

吳老師教你找對穴

腎俞穴

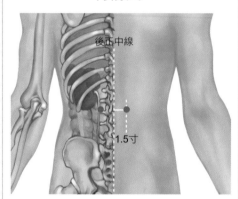

後正中線

1.5寸

在脊柱區，第 2 腰椎棘突下，後正中線旁開 1.5 寸。

懸鐘穴

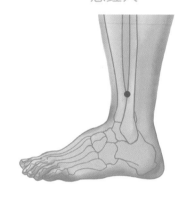

在小腿外側，外踝尖上 3 寸，腓骨前緣。

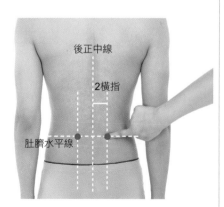

後正中線

2橫指

肚臍水平線

肚臍水平線與脊柱相交椎體處，下緣旁開 2 橫指處即是。

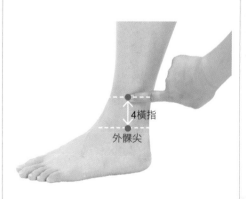

4橫指

外踝尖

外踝尖直上 4 橫指處，腓骨前緣處即是。

頸椎病　按摩頸夾脊穴

頸椎病我們都聽過，但是因為頸椎病的很多發病症狀與其他的病有相似的地方，所以很容易被誤診。比如有的老人開始感覺喉嚨發癢，有異物感，後又覺吞嚥困難，間斷發作，時輕時重。這位老人很可能被懷疑為食道癌，但胃鏡檢查正常。殊不知，這是頸椎病的症狀。此外，還有高血壓、乳房疼痛、下肢癱瘓、排便障礙、視力障礙、突然摔倒等，也都可能是頸椎病的表現。因此，大家要在正確的檢查後，做出準確的判斷，然後才能得到有針對性的治療，從而更好地擺脫頸椎病帶來的疼痛。

在電腦前、辦公桌旁、駕駛座前，到處都有頸椎病的陰影。它雖不是致命的重症，卻是惱人的頑疾。那麼，應該如何預防頸椎病呢？首先，飲食要正常；其次，再根據個人體質經常喝些雞湯、豬腳湯之類的滋補品。肺氣足，頸椎周圍束縛它的氣就足，自然不容易出現頸椎病。對於已經得了頸椎病的患者，可以按摩下面的穴位，能有效治療頸椎病。

診斷及穴位方

主要類型		風寒外襲	勞傷筋骨	肝腎精虧
症狀	主要症狀	頸部疼痛，可牽及上肢		
	併發症	遇寒加重、上肢發冷	有外傷史或為久坐職業病	頭暈眼花、耳鳴耳聾
穴位	主穴	頸夾脊穴		
	配穴	風門穴、風池穴	大椎穴、百勞穴	肝俞穴、腎俞穴

基本治療方

1　頸椎病局部氣血不通，按壓病變段頸夾脊穴，可稍用力，以疏通局部鬱滯之氣血。

2　用雙手掌面分別搓臉的正面、側面和耳後各 10 次；然後將五指分開，如梳頭狀自前向後梳 10 次；其次分別用左右手揉擦對側前頸各 10 次；隨後擦後頸部 10 次，並上下移動，抓拿後頸部，依次用大拇指點揉左右病變段頸夾脊穴、風池穴，並按揉頸背部痛點；最後，一手托枕部，一手反掌托下頜，在輕柔的慢慢牽引下做旋轉運動數次。每日早上起床 1 次，每次 15~20 分鐘，長期堅持下去可見效。

3　平時注意項背肌肉的鍛煉，伏案工作對這塊肌肉影響較大。可以做一個叫「小燕飛」的動作：趴到床上抬頭挺胸，堅持 5 秒左右放下，再抬起來 5 秒鐘再放鬆。還推薦多試試游泳一類的運動，在游泳的過程中項背肌肉可以得到很好的鍛煉。

吳老師教你找對穴

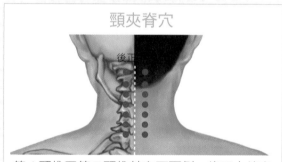

頸夾脊穴

第 1 頸椎至第 7 頸椎棘突下兩側，後正中線旁開 0.5 寸，每個椎體棘突下一側一穴。

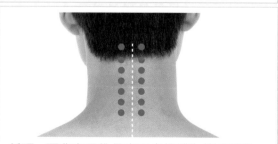

低頭，頸背交界椎骨高突處椎體為第 7 頸椎，向上推 6 個椎體，共 7 個椎體，旁開半橫指處即是。

風寒外襲 > 風門穴、風池穴都袪風

1 頸夾脊穴、風門穴、風池穴，可適當使用灸法或用紅外線燈照射，能溫通經脈，散寒止痛。

2 取川芎、白芷各 15 克，鱅魚頭 1 個，生薑、蔥、鹽、料酒各適量。川芎、白芷分別切片，與洗淨的鱅魚頭一起放入鍋內，加薑、蔥、鹽、料酒、水適量，先用大火燒沸後，改用小火燉熟。佐餐食用，每日 1 次，可袪風散寒，活血通絡。

吳老師教你找對穴

風門穴

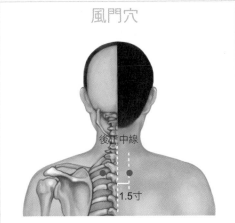

在脊柱區，第 2 胸椎棘突下，後正中線旁開 1.5 寸。

風池穴

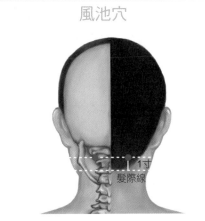

在頸後區，枕骨之下，入髮際 1 寸，胸鎖乳突肌上端與斜方肌上端之間的凹陷處。

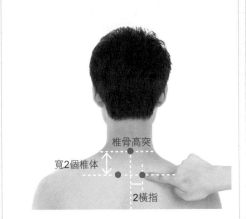

低頭屈頸，頸背交界處椎骨高突向下推 2 個椎體，下緣旁開 2 橫指處即是。

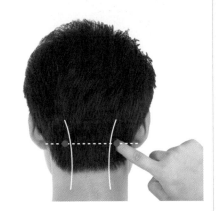

正坐，後頭骨下兩條大筋外緣陷窩中，與耳垂齊平處即是。

勞傷筋骨 > 當歸、川芎粥養筋壯骨

1　按壓大椎穴、百勞穴時，可適當加大力量，以疏通局部經氣止痛。

2　本型患者與外傷或職業損傷有關，所以必有瘀血。可外用或內服一些活血化瘀之品。取川芎 10 克，當歸、蠶蛹各 15 克，白米 50 克。洗淨，加水適量，先煎川芎、當歸，去渣取汁，再加蠶蛹、白米，大火熬成粥，有活血化瘀、補血的作用。

吳老師教你找對穴

大椎穴	百勞穴

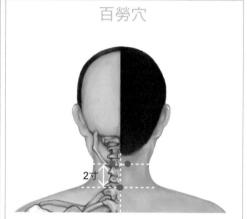

在脊柱區，第 7 頸椎棘突下凹陷中，後正中線上。

在頸部，當大椎穴直上 2 寸，後正中線旁開 1 寸。

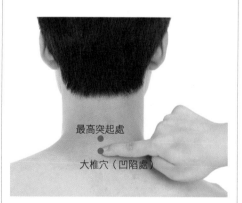

低頭，頸背交界椎骨高突處椎體，下緣凹陷處即是。

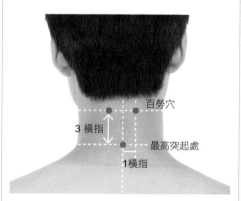

低頭，頸背交界椎骨高突處椎體，直上 3 橫指，再旁開 1 橫指處即是。

肝腎精虧 > 肝俞穴、腎俞穴補肝腎之精

1 此階段病變已久，局部肌肉失養，穴位按摩手法或針灸治療時，力量不宜過大。最好用艾條灸肝俞穴、腎俞穴，溫補局部氣血。

2 取羊肉 250 克，枸杞、菟絲子、女貞子、五味子、桑葚、當歸、生薑各10 克，肉桂 5 克。將原料洗淨，菟絲子、女貞子、五味子用紗布包好，羊肉切成片。用當歸、生薑、米酒、花生油各適量，炒炙羊肉後，放入沙鍋內，放入餘料，加水、鹽適量，大火煮沸後，轉小火煎半小時。取出菟絲子、女貞子、五味子紗布包，加入蜂蜜適量即成。具有補肝腎、益氣血的作用。

吳老師教你找對穴

肝俞穴

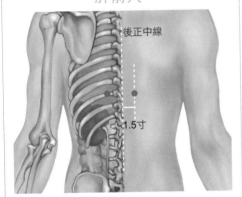

在脊柱區，第 9 胸椎棘突下，後正中線旁開 1.5 寸。

腎俞穴

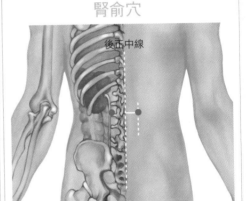

在脊柱區，第 2 腰椎棘突下，後正中線旁開 1.5 寸。

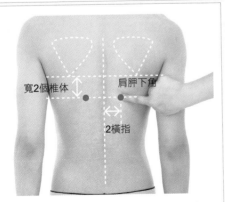

肩胛下角水平連線與脊柱相交椎體處，往下推 2 個椎體，下緣旁開 2 橫指處即是。

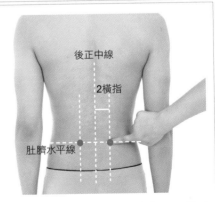

肚臍水平線與脊柱相交椎體處，下緣旁開 2 橫指處即是。

吳中朝行醫 30 年，80 招教你防治常見疾病

腦中風後遺症

風池穴、肩髃穴抬起你的臂膀

在病情穩定後，大多數的腦中風患者都會回家進行治療和恢復。這個時候，可重點按摩或針刺一些相關穴位，能有效地治療各種中風後遺症，提高患者的生活自理能力，提高生活品質。給患者按摩時，尤其要注意其大拇指的狀況，如果出現麻木的話，很有可能是再次中風的前兆，應及時採取措施。按摩穴位無論是對搶救還是減輕後遺症，都有一定的幫助。

提醒大家的重點是，腦過度勞累是中風的一大誘因，因為腦過勞時，腦部血流量增加，容易誘發中風。所以，中老年人要合理用腦，避免用腦過度。還有很多人經常通宵工作、應酬頻繁、飲酒無度、旅途勞累、看電視時間過長，這些都是導致中風的原因，尤其是患有高血壓、糖尿病、冠心病的人。所以，無論工作還是學習，都要適量調整，勞逸結合，做事量力而行。

診斷及穴位方

主要類型		心腎陽虛	肝陽上亢	氣虛血瘀
症狀	主要症狀	意識朦朧，半身不遂		
	併發症	畏寒肢冷	有高血壓病史，心煩易怒	神疲乏力，臉色蒼白
穴位	主穴	風池穴、肩髃穴、曲池穴		
	配穴	心俞穴、腎俞穴	太衝穴、行間穴	膻中穴、膈俞穴

基本治療方

1 每天按摩風池穴、肩髃穴、曲池穴等穴位，並根據患者分型選擇相應的配穴，有幫助患者恢復肢體功能的作用。

2 每年的6~8月份都是中風的高峰期，氣溫越高，危險性越大，通常稱「熱中風」。取鮮荷葉1張，冬瓜500克，鹽少許，將鮮荷葉洗淨，鮮冬瓜連皮切塊，加清水5碗、鹽少許煲湯，食冬瓜並飲湯。有預防「熱中風」的作用。

吳老師教你找對穴

風池穴	肩髃穴	曲池穴
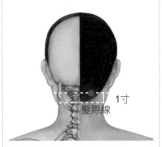	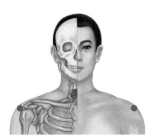	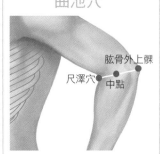
在頸後區，枕骨之下，入髮際1寸，胸鎖乳突肌上端與斜方肌上端之間的凹陷中。	在肩峰前下方，當肩峰與肱骨大結節之間凹陷處。	在肘部的橈側，當尺澤穴和肱骨外上髁之間的中點處。
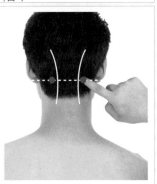	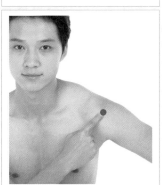	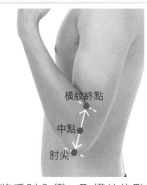
正坐，後頭骨下兩條大筋外緣陷窩中，與耳垂齊平處即是。	正坐，屈肘抬臂與肩同高，另一手食指按壓肩尖下，肩前呈現凹陷處即是。	將手肘內彎，取橫紋終點與肘尖之間的中點即是。

心腎陽虛 〉 灸心俞穴、腎俞穴，補心腎之陽

心俞穴、腎俞穴配合，用艾條溫和灸，每次 15~20 分鐘，每日 1~2 次，以局部皮膚潮紅為度。

吳老師教你找對穴

心俞穴

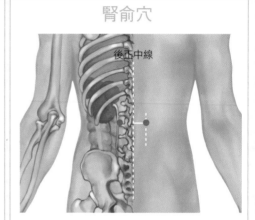

在脊柱區，第 5 胸椎棘突下，後正中線旁開 1.5 寸。

腎俞穴

在脊柱區，第 2 腰椎棘突下，後正中線旁開 1.5 寸。

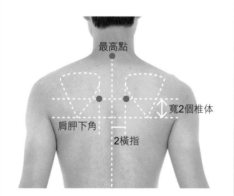

肩胛下角水平連線與脊柱相交椎體處，往上推 2 個椎體，下緣旁開 2 橫指處即是。

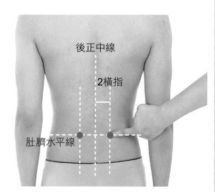

肚臍水平線與脊柱相交椎體處，下緣旁開 2 橫指處即是。

肝陽上亢 > 太衝穴能潛肝陽

1 太衝穴、行間穴宜重壓，加重刺激量，可以平肝潛陽，也有維持血壓的作用。

2 取黃精 10 克，珍珠母、牡蠣各 30 克，以上三味水煎取汁，加白米 50克煮為稀粥服食。有平肝潛陽、熄風通絡的作用，長期服用有穩定血壓的作用。

吳老師教你找對穴

太衝穴	行間穴
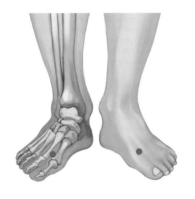	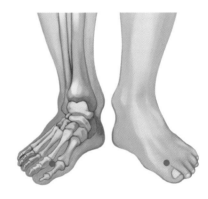
在腳背，當第 1、第 2 蹠骨間，蹠骨底結合部前方凹陷中，或觸及動脈跳動。	在腳背，第 1、第 2 趾間，趾蹼緣後方赤白肉際處。
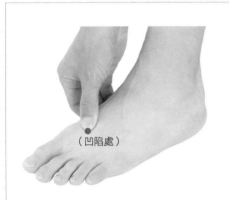	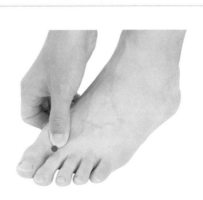
在腳背，沿第 1、第 2 趾間橫紋向足背上推，可感有一凹陷處即是。	坐位，在腳背部第 1、第 2 兩趾之間連接處的縫紋頭處即是。

（凹陷處）

吳中朝行醫30年，80招教你防治常見疾病

氣虛血瘀 ＞ 膈俞穴是化瘀要穴

1　膻中穴、膈俞穴可用艾條灸或紅外線燈照射，有寬胸理氣、活血的作用。

2　取明黨參、桃仁、茶葉各 15 克，研細末備用， 每服 3 克，沸水衝服。
　　有補氣、活血化瘀的作用，能改善症狀。

吳老師教你找對穴

膻中穴

前正中線

在胸部，橫平第 4 肋間隙，前正中線上。

膈俞穴

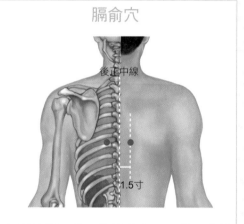

後正中線

1.5寸

在脊柱區，第 7 胸椎棘突下，後正中線旁開 1.5 寸。

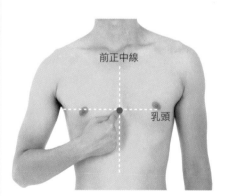

前正中線

乳頭

在胸部，由鎖骨往下數第 4 肋間，平第 4 肋間，兩乳頭中點，當前正中線上即是。

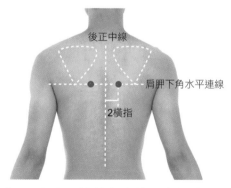

後正中線

肩胛下角水平連線

2橫指

肩胛下角水平連線與脊柱相交椎體處，下緣旁開 2 橫指處即是。

肥胖　推拿能減肥

脂肪，在中醫學被稱作是「痰濁」。我們吃進來的食物，如果不能及時地轉化成身體所需的養分，就會沉積下來堆在皮膚內，中醫稱之為「痰濁內生」。這些痰濁實際上就是垃圾而已，並不是優質的物質，它們不會在身體需要的時候出來幫忙，而只是身體的一種負擔，需要及時清走才行。

正常的時候，我們吃的食物，在身體氣機的推動下，經由脾胃轉化為養分，並運送向身體各部位以滋養全身。但是，當肝鬱氣滯、脾失健運的時候，食物就不能完全轉化，於是就會出現痰脂內生。

當然，現代人不合理的飲食結構、生活方式也是肥胖的原因。有的人總是喜歡吃一些甘肥厚膩的食物，加上少運動，甚至常常以車代步，這些都會引起氣血失常而滋生痰濁。

診斷及穴位方

主要類型		胃腸積熱	肝鬱脾虛	痰瘀阻滯
症狀	主要症狀	肥胖		
	併發症	口乾、口渴、便秘	體重的增減多與心情波動有關，胸脅脹滿	以腰腹最胖為顯，身體呈梨型，下肢浮腫
穴位	主穴	脾俞穴、胃俞穴、曲池穴		
	配穴	內庭穴、合谷穴	太衝穴、足三里穴	豐隆穴、中脘穴

基本治療方

1　用手指指腹依次按摩脾俞穴、胃俞穴、曲池穴各 1~3 分鐘，力度可稍重。

2　如果你真的很「懶」的話，可以嘗試一下中醫推拿減肥。推拿其實是一種促進脂肪運動的方式，當你全身接受推拿師專業的推拿時，其實是通過被動運動，達到減肥目的。

3　在飲食上，並不提倡用過度節食的方式來減肥。因為我們人體每天的工作和學習都需要大量的能量，過度節食的話，勢必會傷身體，甚至會引起身體的功能失調，比如身體早衰、月經不調等。這時候，就需要大家科學地調整自己的飲食結構，比如晚上要少吃，尤其是要少吃澱粉類、脂肪類的食物，多吃蔬果。任何類型的肥胖患者都應該這樣。

吳老師教你找對穴

脾俞穴	胃俞穴	曲池穴
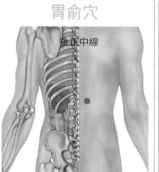		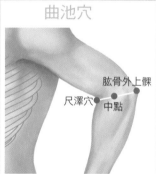
在脊柱區，第 11 胸椎棘突下，後正中線旁開 1.5 寸。	在脊柱區，第 12 胸椎棘突下，後正中線旁開 1.5 寸。	在肘部的橈側，當尺澤穴和肱骨外上髁之間的中點處。
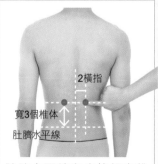	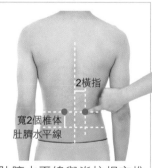	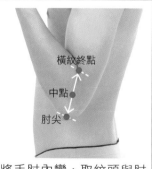
肚臍水平線與脊柱相交椎體處，往上推 3 個椎體，下緣旁開 2 橫指處即是。	肚臍水平線與脊柱相交椎體處，往上推 2 椎體，下緣旁開 2 橫指處即是。	將手肘內彎，取紋頭與肘尖之間的中點即是。

胃腸積熱 〉 重按內庭穴泄胃熱

用手指依次按摩內庭穴、合谷穴，按壓力量宜大。如果患者能承受，內庭穴甚至可以點刺出血，這樣可以加強泄熱通腑的作用。

吳老師教你找對穴

內庭穴

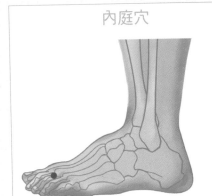

在腳背，第 2、第 3 趾間，趾蹼緣後方赤白肉際處。

合谷穴

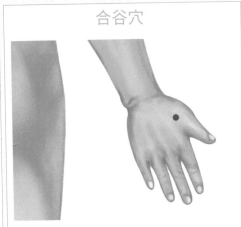

在手背，第 2 掌骨橈側的中點處。

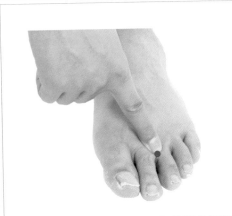

腳背第 2、第 3 趾之間，皮膚顏色深淺交界處即是。

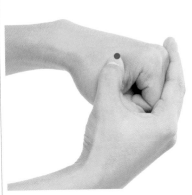

輕握拳，拇、食指指尖輕觸，另手握拳外，拇指指腹垂直下壓處即是。

肝鬱脾虛 ＞ 太衝穴疏肝解鬱

方便時可隨時按壓太衝穴、足三里穴，特別是睡前按摩，效果會更好，有助於疏肝理氣，改善情緒。

吳老師教你找對穴

太衝穴	足三里穴
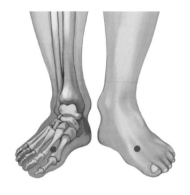	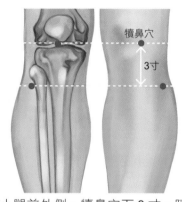
在腳背，當第 1、第 2 蹠骨間，蹠骨底結合部前方凹陷中，或觸及動脈跳動處。	在小腿前外側，犢鼻穴下 3 寸，脛骨前脊外 1 寸。
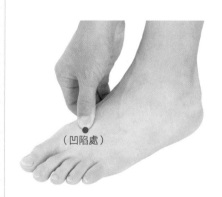	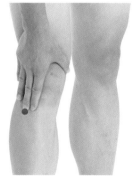
腳背，沿第 1、第 2 趾間橫紋向足背上推，可感有一凹陷處即是。	站立彎腰，同側手虎口圍住髕骨上外緣，其餘四指向下，中指指尖處即是。

痰瘀阻滯 〉 中脘穴、豐隆穴化痰瘀

1　可經常順時針摩腹，同時按壓豐隆穴、中脘穴，每次 15~20 分鐘，每日
　　2 次，能通氣化痰導滯。

2　取乾荷葉 60 克，生山楂、薏仁各 10 克，橘皮 5 克，共製細末，混合，
　　放入熱水瓶中，用沸水衝泡好即可。每日 1 劑，不拘時，代茶飲，能降
　　脂化濁、活血化瘀。

吳老師教你找對穴

豐隆穴	中脘穴
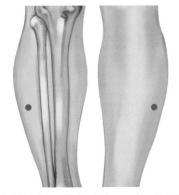	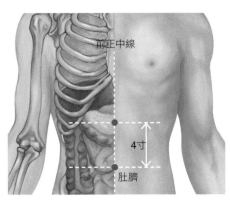
在小腿外側，外髁尖上 8 寸，脛骨前肌的外緣。	在上腹部，臍中上 4 寸，前正中線上。
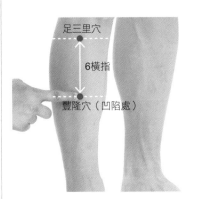	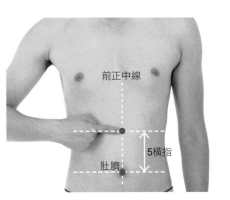
坐位屈膝，先找到足三里穴，向下量 6 橫指凹陷處即是。	在上腹部，前正中線上，肚臍中央向上 5 橫指處即是。

吳中朝行醫 30 年，80 招教你防治常見疾病

盜汗

太溪穴、照海穴、復溜穴益氣養陰止汗

盜汗是中醫的一個病證名，是指入睡後出汗異常，醒後汗泄即止的一種病證。「盜」有偷盜的意思，古代醫家用盜賊每天在夜裡鬼祟活動，來形容該病證具有每當人們入睡、或剛一閉眼而將入睡之時，汗液像盜賊一樣偷偷地泄出來的特點。從中醫上來講，盜汗主要是由陰虛引起的。前面講過，陰虛的人往往都有內熱，體內的這股「火」就會把身體裡的津液給逼出來，於是就會不停地出汗。人大量出汗後，身體裡裡面陰液就少了，於是就更加重了陰虛，自然就會表現出各種熱證的症狀，比臉色發紅。另外，陰液的不斷減少，也在無形中損耗著身體裡面的陽氣，時間久了，極易導致陰陽俱虛的狀況。

一般來說，年老、久病、氣血虧耗、陰液內傷、結核病、急性熱病日久都會引起盜汗。這時候，就需要通過調和氣血、益氣養陰來防治疾病。

因此，建議體質較弱的人，入春以後，應適時進行春季進補，在飲食上多吃些滋陰補益的食物，如：紅棗、黑豆、核桃、黑芝麻、桂圓等；多吃新鮮水果蔬菜，少吃辛辣食品；保持心情舒暢，生活有規律。當夜間出現盜汗症狀時，要注意觀察發汗原因，必要時去醫院就診，不可盲目服藥、隨意進補，以免引起不良後果。

診斷及穴位方

主要類型	陰虛內熱
症狀	盜汗，並伴有體溫低於正常溫度、咳嗽，臉部發紅
穴位	太溪穴、照海穴、復溜穴

基本治療方

1 用手指的指腹依次按摩太溪穴、照海穴、復溜穴，每個穴位 3~5 分鐘。按摩時，刺激量要小。如果出汗有規律，睡前按摩 1 次；如果沒有規律，按摩的時間不限。

2 取五味子、烏梅各 3 克，用沸水泡茶，以茶代飲，有助於輔助治療任何類型的盜汗。

吳老師教你找對穴

太溪穴	照海穴	復溜穴
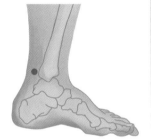	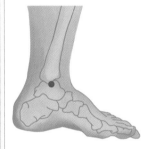	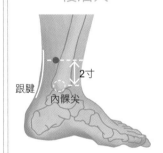
在腳髁，內髁尖與跟腱之間的凹陷中。	在腳髁，內髁下緣邊際凹陷中。	在小腿內側，內髁尖上 2 寸，跟腱的前緣。
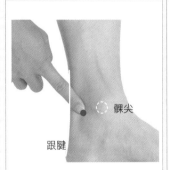	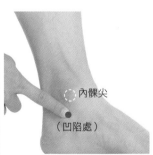	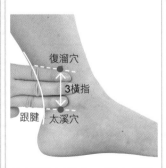
坐位垂足，由足內髁向後推至與跟腱之間的凹陷處即是。	坐位垂足，由內髁尖垂直向下推，至下緣凹陷處，按壓有酸痛感即是。	先找到太溪穴，直上量取 3 橫指，跟腱前緣處，按壓有酸脹感處即是。

痛風　阿是穴刺出血止痛

很多人都有這樣的經驗，吃了海鮮或喝了幾瓶啤酒後，就發現大腳趾的關節部位莫名其妙地紅腫熱痛，嚇得以後再也不敢吃海鮮或喝啤酒了。其實，這就是痛風的典型表現。

中醫認　，痛風的主要原因在於先天性的脾腎功能失調，因為脾的運化功能不足，就會使得濕熱、痰濁內生；腎的分清泌濁（分清泌濁是指臟器將有益的物質吸收，有害的物質處理後排出體外的生理過程）功能失調，尿酸等濕濁物質就排泄不出去，於是就會停滯體內。再加上一些人總是酗酒暴食、疲勞過度或關節外傷，使痰濁流注於關節、肌肉，引起氣血運行不暢，形成痛風。對於急性發作期的患者，應用穴位治療會有良好的清熱利濕止痛作用。

診斷及穴位方

主要類型	清熱利濕，通經活絡（急性發作期）
症狀	關節紅腫疼痛，按之發熱，喜涼惡熱
穴位	阿是穴、太衝穴、曲池穴、合谷穴

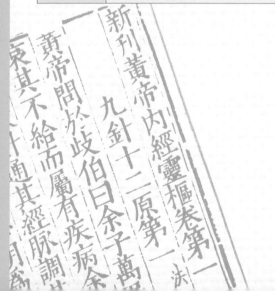

基本治療方

1 有經驗的患者，在痛風發作期可首選疼痛關節刺血。局部皮膚消毒後，以三棱針將患部鮮紅或暗紅的瘀絡刺破，瘀血顏色由暗紅轉為鮮紅後即可加壓止血。如果患部沒有明確瘀絡顯現，則可在該關節基底部周圍尋找到瘀絡並刺血，刺血時注意預防感染。同時配合按壓太衝穴、曲池穴、合谷穴，能加強止痛效果。

2 取茄子 250 克，洗淨後蒸熟，切成條，稍加醬油、麻油、鹽、大蒜泥、味精拌勻後食。隔日吃 1 次，適用於痛風急性發作期。

吳老師教你找對穴

太衝穴	曲池穴	合谷穴
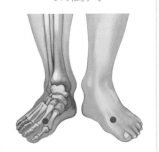	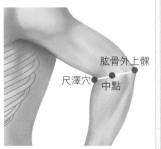	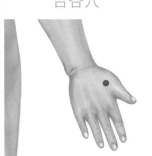
在腳背，當第 1、第 2 蹠骨間，蹠骨底結合部前方凹陷中，或觸及動脈跳動處。	肘部的橈側，當尺澤穴和肱骨外上髁之間的中點處。	在手背，第 2 掌骨橈側的中點處。
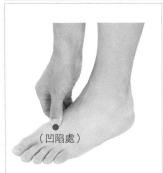	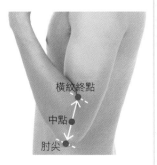	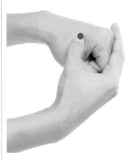
在腳背，沿第 1、第 2 趾間橫紋向足背上推，可感有一凹陷處即是。	將手肘內彎，取橫紋終點與肘尖之間的中點即是。	輕握拳，拇指、食指指尖輕觸，另手握拳外，拇指指端垂直下壓處即是。

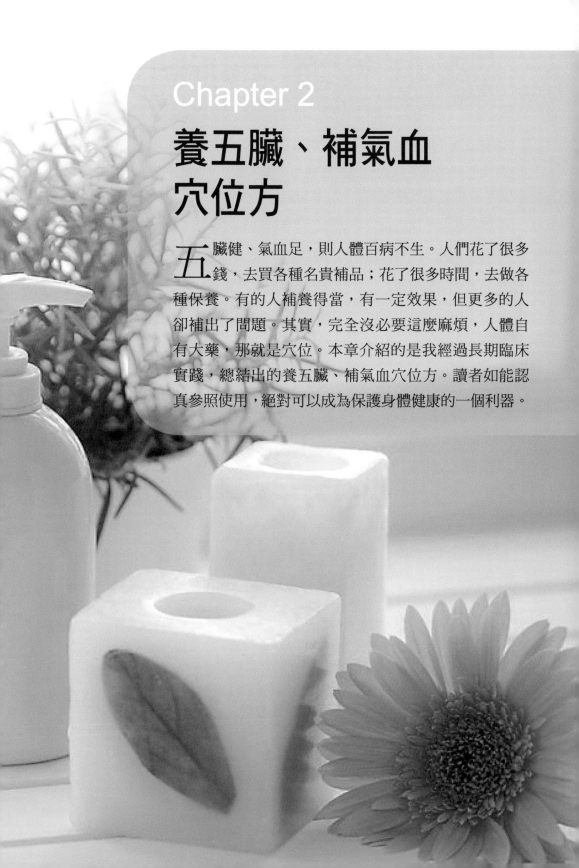

Chapter 2

養五臟、補氣血
穴位方

五臟健、氣血足,則人體百病不生。人們花了很多
錢,去買各種名貴補品;花了很多時間,去做各
種保養。有的人補養得當,有一定效果,但更多的人
卻補出了問題。其實,完全沒必要這麼麻煩,人體自
有大藥,那就是穴位。本章介紹的是我經過長期臨床
實踐,總結出的養五臟、補氣血穴位方。讀者如能認
真參照使用,絕對可以成為保護身體健康的一個利器。

柔肝養血 艾灸肝俞穴

中醫認為，「肝主疏泄」。疏就是疏通，泄就是發洩。也就是說，肝具有維持全身氣機疏通暢達，使身體通而不滯、散而不鬱的作用。如果肝失疏泄的話，人的氣機就變得不暢，肝氣鬱結，就會出現胸悶乳脹、乳房疼痛。所以，肝鬱氣滯的女性，往往會伴有不同程度的乳房脹痛，甚則出現乳腺增生。

中醫還認為，「肝主藏血」。肝臟是一個貯血器官，由脾胃化生的血液，並不會直接全部用完，那一部分剩餘的血液就會藏在肝臟裡面。

另外，當人的肝血不足，也就是所謂的「肝失血養」的時候，肝氣就容易勃發，肝氣就會偏旺，這時候人就容易急躁、生怒、發脾氣，甚至肝會出現隱痛。此外，肝血不足的人，還不耐疲勞，那些患有慢性肝炎的患者，十有八九渾身都沒勁。

診斷及穴位方

主要類型		肝氣鬱結	肝血不足
症狀	主要症狀	心情抑鬱、兩脅脹痛	
	併發症	睡眠品質差，平時多疑，遇事總是想太多；頭昏腦脹、暈眩、倦怠疲乏、胃口較差、胸悶、胸部兩側疼痛，好像有股氣在胸部兩側走竄；女性多伴有月經不調，或乳房脹痛，舌質淡紅	胸脅部竄痛，眼睛酸澀、視物不清、脹痛發紅；夜裡總做噩夢，兩三點鐘便會醒來，再難入睡；舌苔薄白而浮，脈浮緊
穴位	主穴	肝俞穴	
	配穴	太衝穴	三陰交穴

基本治療方

1 肝俞穴是肝經[①]的重要穴位，對肝有較好的補益作用，以輕柔按壓，患者舒適為度，或用艾條溫和灸。

2 每取適量的枸杞粉和紅棗粉，備用。將 1 到 2 公斤羊肝洗淨後，用小火烘乾，研末。將三者混合後，用沸水沖泡，即可服用。長期服用，有補肝養血的作用。

> **註 1**
>
> 肺經起於大腳趾的大敦穴，經腳背、腿內側、腹部和胸部，止於胸部期門穴。

吳老師教你找對穴

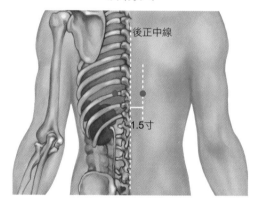

肝俞穴

後正中線

1.5寸

在脊柱區，第 9 胸椎棘突下，後正中線旁開 1.5 寸。

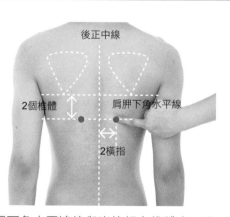

後正中線

2個椎體　　　肩胛下角水平線

2橫指

肩胛下角水平連線與脊柱相交椎體處，往下推 2 個椎體，下緣旁開 2 橫指處即是。

肝血不足，肝氣鬱結 ＞ 太衝穴、三陰交穴來幫忙

1　愛生悶氣、有淚往肚子裡吞的人，還有鬱悶、焦慮、憂愁難解的人，經常按摩 一下太衝穴很有幫助。可以用拇指指腹按揉，也可以推刮，每次3~5分鐘即可。

2　三陰交穴是肝、脾、腎三條經的交會處，位置十分特殊。經常按揉三陰交穴可以健脾、調肝、補腎，乃至調養肝血。

吳老師教你找對穴

太衝穴	三陰交穴
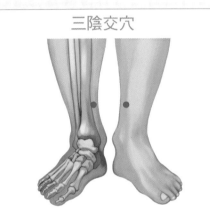 腳背，沿第1、第2趾間橫紋向腳背上推，可感有一凹陷處即是。	在小腿內側，內踝尖上3寸，脛骨內側緣後際。

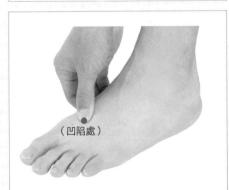

（凹陷處）

在腳背，由第1、第2趾間縫紋向足背上推，至第1、第2趾骨結合部前方，可感有一凹陷處即是。

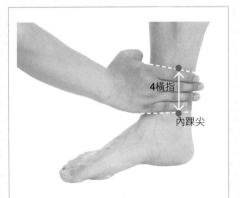

4橫指

內踝尖

手四指併攏，小指下緣靠內踝尖上，食指上緣所在水平線與脛骨後緣交點處即是。

補肺氣 潤肺陰　按摩肺俞穴、太淵穴

在人體內，肺居胸中，它的位置最高，古人稱之為「華蓋」，其上連氣管，以喉為門戶，開竅於鼻，為氣體出入的通道。肺要是怠工了，人體就會出現哮喘、咳嗽、感冒等一系列疾病。在治療這些疾病的時候，大家要注意，古人說「肺為嬌臟，不耐寒熱，不耐邪侵」，既然它這麼嬌嫩，就更不能承受藥物的「毒」侵了，因此選擇無副作用的療法很重要。

肺是體外氣體交換的場所，人體之所以能正常地吸入清氣、呼出濁氣，就是倚靠於肺的呼吸功能。其功能正常，則氣道通暢，呼吸均勻和調，清氣吸入充足，氣機就容易調暢。

診斷及穴位方

主要類型		肺氣不足	肺陰不足
症狀	主要症狀	咳嗽、四肢無力	
	併發症	咳喘無力，氣少不足以息，動則更甚，聲音低怯，體倦乏力等氣虛症狀	咳嗆氣逆、乾咳少痰或無痰、痰質粘稠或痰中帶血、潮熱盜汗、顴紅咽燥
穴位	主穴	肺俞穴、太淵穴	
	配穴	陰陵泉穴	魚際穴

基本治療方

1　無論是肺氣不足，還是肺陰不足，按摩肺俞穴、太淵穴，都能發揮很好的效果，每天晚上睡覺前，按摩 3~5 分鐘。或者，用按摩槌之類的輔助工具敲打肺俞穴也可以。

2　《本草綱目》認為，杏仁有潤肺、清積食、散滯的作用。杏仁與薏仁按 1：5 的比例一起熬粥，溫熱時喝；或和豬肺一起燉湯，都有養陰補肺之效。

吳老師教你找對穴

肺俞穴

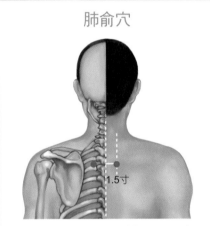

1.5寸

在脊柱區，第 3 胸椎棘突下，後正中線旁開 1.5 寸。

太淵穴

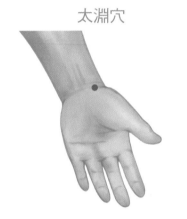

在腕前區，橈骨莖突與舟狀骨之間，拇長展肌腱尺側凹陷中。

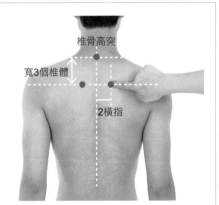

椎骨高突

寬3個椎體

2橫指

低頭屈頸，頸背交界處椎骨高突向下推 3 個椎體，下緣旁開 2 橫指處即是。

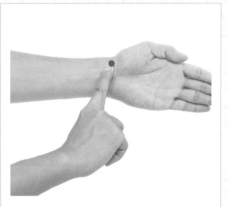

掌心向上，腕橫紋外側摸到橈動脈，其外側即是。

肺氣不足，肺陰不足 > 按壓陰陵泉穴、魚際穴

1　脾經和肺經都是陰經，只是肺經在上肢，脾經走下肢。所以，要想補肺氣，還不能忽視脾經。這時候，最適合按揉脾經的陰陵泉穴。

2　魚際穴是肺經的滎穴，五行屬火，火剋金，從穴性來看，魚際穴可以滋陰降火，泄肺之燥熱以治標。每天晚上9點左右，可重按揉魚際穴3分鐘，以產生酸痛感為佳，兩側交替進行。

3　將五味子、烏梅搗爛，與等份的貝母粉一起敷在胸部、背部或足部的任一部位，此方法適合於肺陰虛的患者。

吳老師教你找對穴

陰陵泉穴	魚際穴
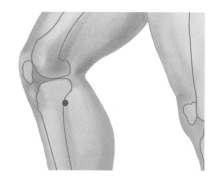	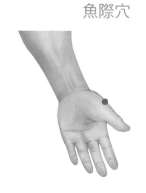
在小腿內側，脛骨內側髁下緣與脛骨內側緣之間的凹陷中。	在手外側，第一掌骨橈側中點赤白肉際處。
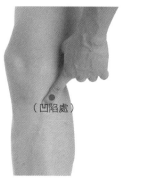	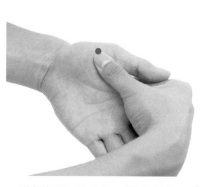
食指沿小腿內側骨內緣向上推，抵膝關節下，脛骨向內上彎曲凹陷處即是。	一手輕握另手手背，彎曲拇指，指尖垂直下按第一掌骨中點肉際處即是。

（凹陷處）

腎虛　每天泡腳揉湧泉穴

中醫上將腎稱之為先天之本。無論是腎陰還是腎陽，都是從父母那兒得來的。先天上或多或少已經無法改變。而後天上的保養，只是在保護這些腎精、腎氣，不至於讓它過早地用完。所以，從年輕時就要注重保養腎臟。

很多人說，既然腎是先天的，那我再保養也沒用啊。其實不然，我們的保健是在促進腎臟的功能，原本弱的，讓它變強一點，原本強的，讓它繼續保持。

還有的人一旦被診斷為腎虛，就買補腎成藥來服用。其實，這是治療腎虛最大的謬誤。因為腎虛分為腎陰虛和腎陽虛。一般來說，腎陰虛治療法以滋陰補腎為主；腎陽虛則以補腎助陽為主。我們平常從藥店買來的成藥，是不能隨便服用的。

在飲食方面，中醫認為，黑色食物能入腎強腎，如黑色的黑芝麻、黑木耳、黑米、黑豆等。腎陰虛的人，可選用海參、枸杞、甲魚、銀耳等進行滋補。腎陽虛的人應選擇羊肉、鹿茸、肉蓯蓉、肉桂、益智仁等進補。

診斷及穴位方

主要類型		腎陰虛	腎陽虛
症狀	主要症狀	耳鳴、耳聾、腰膝酸軟	
	併發症	失眠多夢、顴紅潮熱、盜汗	手足冰冷、畏寒怕風、腹瀉
穴位	主穴	腎俞穴、湧泉穴	
	配穴	太溪穴、三陰交穴	關元穴、命門穴

基本治療方

1 腎俞穴、湧泉穴是補腎最重要的 2 個穴位，每天按摩腎俞穴、湧泉穴對腎虛有很好的補益作用。每次 5~10 分鐘，每日 2 次，按摩時力量不宜過大，以舒適為度。如果可以的話，每晚睡前用熱水泡腳 30 分鐘，洗淨後再按摩湧泉，效果更好。

2 黑芝麻有補肝腎、潤五臟的作用。腎虛患者伴腰酸腿軟、頭昏耳鳴、大便燥結者，最宜食之。

吳老師教你找對穴

腎俞穴

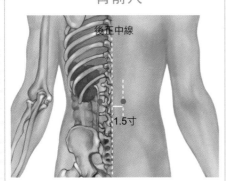

在脊柱區，第 2 腰椎棘突下，後正中線旁開 1.5 寸。

湧泉穴

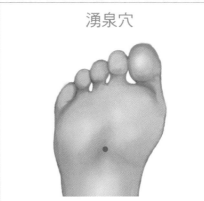

在足底，卷足時足前部凹陷處，約當足底第 2、第 3 趾趾縫紋頭端與足跟連線的前 1/3 與後 2/3 交點上。

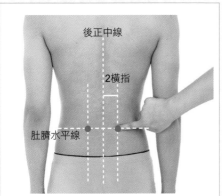

肚臍水平線與脊柱相交椎體處，下緣旁開 2 橫指處即是。

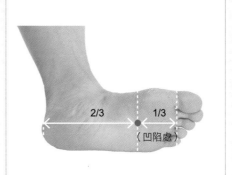

卷足，足底前 1/3 處可見有一凹陷處，按壓有酸痛感處即是。

腎陰虛 ＞輕揉太溪穴、三陰交穴

1　太溪穴、三陰交穴為補腎陰之要穴，兩穴搭配按摩，有很好的滋補腎陰的作用，注意力量適中，患者舒適為度。每日 2 次，每次 5~10 分鐘。

2　取生地黃 20 克，山藥、枸杞各 50 克，白米 100 克。生地黃切碎，山藥搗碎，和枸杞、白米共放鍋內加水適量煮粥。當早餐吃，每日 1 次。

吳老師教你找對穴

太溪穴

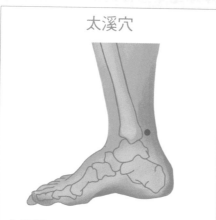

在踝區，內踝尖與跟腱之間的凹陷中。

三陰交穴

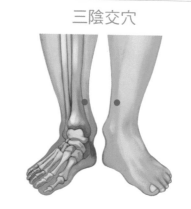

在小腿內側，內踝尖上 3 寸，脛骨內側緣後際。

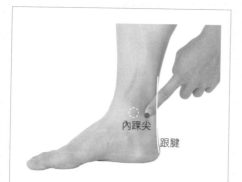

坐位垂足，由足內踝向後推至與跟腱之間凹陷處即是。

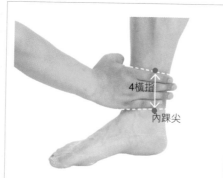

手四指併攏，小指下緣靠內踝尖上，食指上緣所在水平線與脛骨後緣交點處即是。

腎陽虛 > 關元穴、命門穴宜常灸

1 關元穴、命門穴宜經常搭配按摩，力度適中，如用艾條常灸此二穴，以皮膚潮紅為度，有較好的補腎陽的作用。

2 取小茴香 20 克，豬腎 1 對，蔥、薑、鹽、酒各適量。將豬腎洗淨後在凹處剖開一小口，將茴香、鹽塞入剖口內。用線縫合剖口後，放入鍋內，加蔥、薑、酒、清水適量，用小火燉熟後食用。

吳老師教你找對穴

關元穴

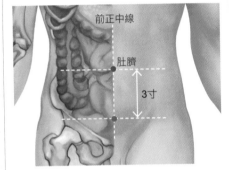

在下腹部，臍中下 3 寸，前正中線上。

命門穴

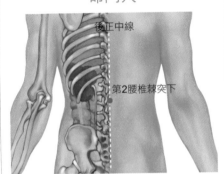

在脊柱區，第 2 腰椎棘突下凹陷中，後正中線上。

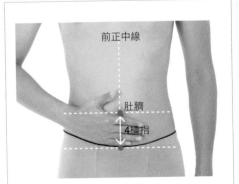

在下腹部，前正中線上，肚臍中央向下 4 橫指處即是。

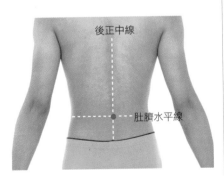

肚臍水平線與後正中線交點，按壓有凹陷處即是。

補心氣活心血

內關穴、心俞穴是要穴

講到心，人們就會想到血。這非常容易理解，因為心與血的關係是如此密切。人體血液的正常運行，有賴於心氣的推動。如果心氣不足，不能正常推動血液運行，就會阻塞，有一部分冠心病患者的病因就是如此。人的動脈，隨著年紀的增長會逐漸變硬，如果這時心血變稠了，黏度高了，流動就會不暢，這也是冠心病的一個重要病因。以上兩個原因，都會導致人體血液運行不暢，人體很快就會缺氧，表現出來就是心絞痛。如果這時再遇到其他誘因，如情緒激烈變化等，後果就會很嚴重。

診斷及穴位方

主要類型		心氣不足	心血瘀阻
症狀	主要症狀	胸悶、疼痛	
	併發症	氣短乏力、臉色蒼白、胸悶、頭上出虛汗	臉上發青發紫，手腳發青、冰冷
穴位	主穴	內關穴、心俞穴	
	配穴	膻中穴、通里穴	膈俞穴、郄門穴

基本治療方

1 用拇指指腹依次按壓內關穴、心俞穴，力度稍重，也可以用一指禪[1]、揉法。在心痛較輕時，按摩這些穴位可緩解症狀，平常也可用這些穴位進行預防保健。

2 平時，心痛患者不要做過分劇烈的運動，因為運動會耗氧，比如說，人坐著不動，腿上的血液就很少，它主要供應的是心臟和大腦，而人一走動，就得分出一部分血液來供應腿部的需求，於是心臟和大腦的血液供應量自然就下降了。所以，一旦出現不適，就要坐下來休息，避免耗氧。

> 註 1
>
> 一指禪是指用大拇指的指峰、指腹或偏峰面施術於一定穴位。

吳老師教你找對穴

內關穴

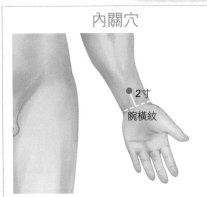

在前臂前區，腕掌側遠端橫紋上 2 寸，掌長肌腱與橈側腕屈肌腱之間。

心俞穴

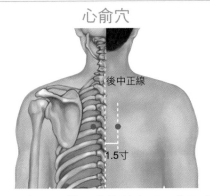

在脊柱區，第 5 胸椎棘突下，後正中線旁開 1.5 寸。

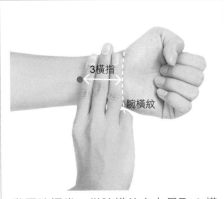

微屈腕握拳，從腕橫紋向上量取 3 橫指，兩條索狀筋之間即是。

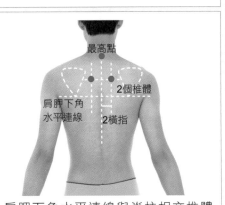

肩胛下角水平連線與脊柱相交椎體處，往上推 2 個椎體，後正中線旁開 2 橫指處。

心氣不足 〉膻中穴能調理心氣

1 膻中穴是治氣要穴，用艾條溫灸膻中穴並配合按壓通里穴有很好的調理心氣的作用，且能理氣不致氣滯。

2 取人參5克，黃芪15克，白米200克，加水，一起煮粥即可。每日服用，任何時間皆可。

吳老師教你找對穴

膻中穴

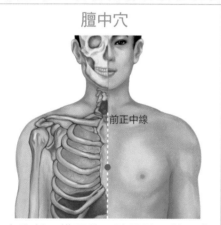

前正中線

在胸部，橫平第4肋間隙，前正中線上。

通里穴

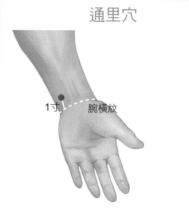

1寸　腕橫紋

在前臂前區，腕掌側遠端橫紋上1寸，尺側腕屈肌腱的橈側緣。

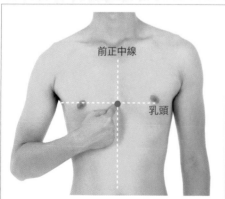

前正中線

乳頭

在胸部，由鎖骨往下數第4肋間，平第4肋間，兩乳頭中點，當前正中線上即是。

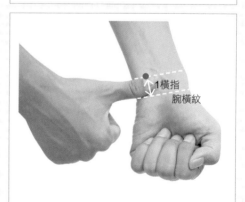

1橫指

腕橫紋

仰掌用力握拳，沿兩筋之間的凹陷，從腕橫紋向上量取1橫指處即是。

心血瘀阻 > 當歸配紅花，活血又養血

1 膈俞穴為活血之要穴，配合郄門穴按摩，力量可稍大，有活血化瘀的作用。

2 平常可以多吃一些化瘀通絡的食物，比如桃仁、三七等；還可以吃一些紅顏色的食物，對心臟有一定的補養作用，並少吃辛辣刺激的食物。為大家推薦一款茶飲——紅花茶，將紅花用紗布包好，用沸水沖泡代替茶飲。或者也可以用當歸配紅花一起燉湯，既養血又活血。

吳老師教你找對穴

膈俞穴

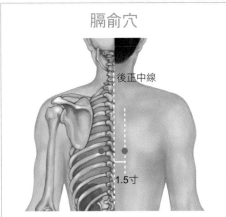

在脊柱區，第 7 胸椎棘突下，後正中線旁開 1.5 寸。

郄門穴

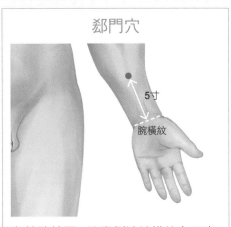

在前臂前區，腕掌側遠端橫紋上 5 寸，掌長肌腱與橈側腕屈肌腱之間。

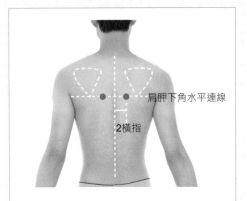

肩胛下角水平連線與脊柱相交椎體處，下緣旁開 2 橫指處即是。

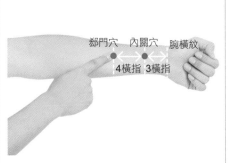

微屈腕握拳，從腕橫紋向上量取 3 橫指，兩條索狀筋之間是內關穴，再向上 4 橫指處即是。

補養脾胃

脾俞穴、胃俞穴、足三里穴最重要

五臟中的脾居中焦，與胃相表裡，它是倉廩之官，也就是管倉庫的。脾的最大功能是運輸。我們吃進來的食物，經由胃消化後，由脾將這些養分及水分輸送給其他臟器。脾的這種傳輸作用對生命來說是非常重要的，人的各種活動和器官的運行都需要靠它來進行。所以，中醫把它稱為「後天之本」。後天養生養什麼？首先是補養脾胃。

很多人可能會說，我每天吃的好東西很多，比如雞鴨魚肉、海參燕窩，怎麼身體還是很虛弱？其實，這就是進補的一大謬誤。你吃的不對，進入腸胃的食物消化不了，就會堆積在體內，形成各種「垃圾物質」，反而不利於健康。

那麼，補養脾胃究竟應該吃什麼，怎樣吃，吃多少？《黃帝內經》中記載：「人以水穀為本，故人絕水穀則死，脈無胃氣亦死。」就是說人活著是依靠飲食水穀為根本，而水穀的養分都是由脾胃製作成氣血輸送到全身的，所以斷絕了水穀，人就會死亡。因此，大家每天以五穀雜糧為主食，才對脾胃有益。

診斷及穴位方

主要類型		脾胃氣虛	脾陰虛
症狀	主要症狀	腹脹、食慾不振、大便溏泄	
	併發症	胃脹、面色蒼白、氣短乏力	胃腹冷痛，食生冷油膩就會腹痛、腹瀉
穴位	主穴	脾俞穴、胃俞穴、足三里穴	
	配穴	氣海穴、關元穴	氣海穴、公孫穴

基本治療方

1 用手指指腹依次按摩脾俞穴、胃俞穴、足三里穴，每個穴位按摩 3~5 分鐘。虛證的患者，按摩時力度要小，時間也要相應縮短。

2 取黃芪、白朮、山藥、山楂、茯苓、陳皮、蓮子、黨參各 5 克，煎煮取汁，再與適當白米粉、糯米粉、白糖一起蒸成糕。長期食用，時間不限，有很好的健脾益氣、開胃的作用。

吳老師教你找對穴

脾俞穴

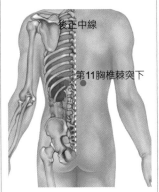

在脊柱區，第 11 胸椎棘突下，後正中線旁開 1.5 寸。

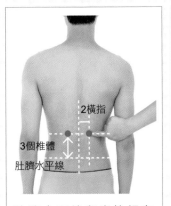

肚臍水平線與脊柱相交椎體處，往上推 3 個椎體，下緣旁開 2 橫指處。

胃俞穴

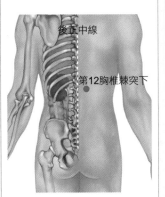

在脊柱區，第 12 胸椎棘突下，後正中線旁開 1.5 寸。

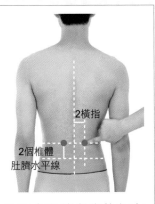

肚臍水平線與脊柱相交椎體處，往上推 2 個椎體，下緣旁開 2 橫指處。

足三里穴

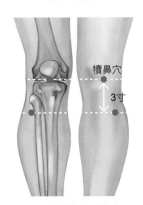

在小腿前外側，犢鼻穴下 3 寸，脛骨前脊外 1 寸。

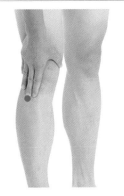

站立彎腰，同側手虎口圍住髖骨上外緣，其餘四指向下，中指指尖處即是。

脾胃氣虛 ＞ 按摩氣海穴補一身之氣

1　氣海穴補一身之氣，與關元穴配合，每次按摩 3~5 分鐘，每天 2 次，有很好的補氣作用。

2　取山藥、蓮子、白米、扁豆各 30 克，將山藥洗淨切碎，蓮子去皮跟芯後煮爛，再與白米一起煮飯。長期食用，不拘時，有較好的補益脾胃之氣的作用。

吳老師教你找對穴

氣海穴

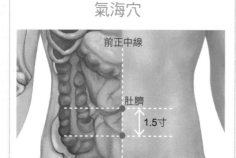

在下腹部，臍中下 1.5 寸，前正中線上。

關元穴

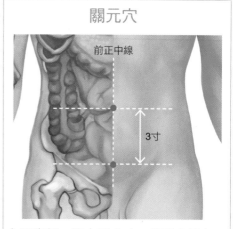

在下腹部，臍中下 3 寸，前正中線上。

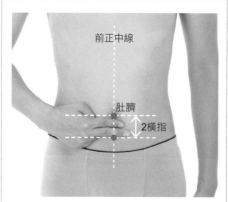

在下腹部，前正中線上，肚臍中央向下 2 橫指處即是。

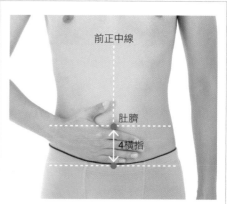

在下腹部，前正中線上，肚臍中央向下 4 橫指處即是。

脾陽虛 > 多灸氣海穴、公孫穴

脾胃氣虛與脾陽虛都是虛證[1]，灸法對虛證有較好的補益作用，方便時，灸氣海穴（見前頁）、公孫穴，以皮膚潮紅為度，可以補脾健胃溫陽。

> **註 1**
>
> 虛證：指人體因精氣不足而出現的正氣虛弱的證候。
>
> 實證：指人體受外邪侵襲，或因痰火、瘀血、蟲積、食積、水濕等阻滯所引起的實性證候。

吳老師教你找對穴

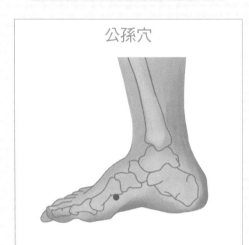

公孫穴

在腳掌，第 1 蹠骨底的前下緣赤白肉際處。

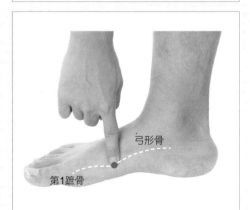

弓形骨

第1蹠骨

足大趾與足掌所構成的關節內側，弓形骨後端下緣凹陷處即是。

血不足

脾俞穴、中脘穴、
氣海穴是要穴

我們人體的單個臟器也跟人一樣，吃飽了，幹起活來才有力。血就是這些臟器的「飯」，如果體內的各個臟器每天都能吃飽的話，幹勁就十足，工作就能做得好。而當人體的總血量不夠，你把臟器的飯量減少，人就容易疲勞、無力、抵抗力下降，也就是介於健康和生病中間的模糊地帶。我們吃進來的食物，通過脾胃的運化，就變成了身體所需要的氣血。所以，你的飲食營養是否得當，脾胃功能是否健全，都會影響到氣血的化生。因此，也有「脾胃是氣血化生之源」的說法。

診斷及穴位方

症狀	頭髮逐漸稀少脫落、口唇指甲淡白、失眠、頭暈、女性經血量少
穴位	脾俞穴、中脘穴、氣海穴、足三里穴

基本治療方

1　按摩脾俞穴、中脘穴、氣海穴、足三里穴，力量不宜過大，以患者舒適為度。用艾條灸這些穴位，以皮膚潮紅為度，每日 1 次，長期堅持下去可以補益氣血。

2　取蓮子（去芯）、百合各 20 克，豬瘦肉 100 克。加水適量同煲，肉熟爛後用鹽調味食用。每日食用 1 次，長期堅持下去有良好的補益氣血作用。

吳老師教你找對穴

脾俞穴

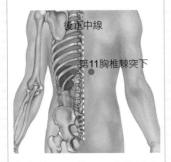

後正中線

第11胸椎棘突下

在脊柱區，第 11 胸椎棘突下，後正中線旁開 1.5 寸。

中脘穴

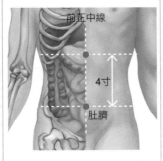

前正中線

4寸

肚臍

在上腹部，臍中上 4 寸，前正中線上。

氣海穴

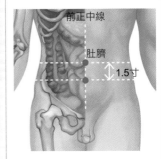

前正中線

肚臍

1.5寸

在下腹部，臍中下 1.5 寸，前正中線上。

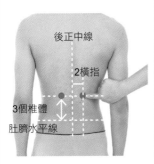

後正中線

2橫指

3個椎體

肚臍水平線

肚臍水平線與脊柱相交椎體處，往上推 3 個椎體，下緣旁開 2 橫指處即是。

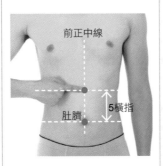

前正中線

5橫指

肚臍

在上腹部，前正中線上，肚臍中央向上 5 橫指處即是。

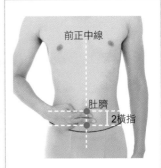

前正中線

肚臍

2橫指

在下腹部，前正中線上，肚臍中央向下 2 橫指處即是。

足三里穴

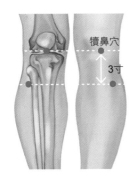

犢鼻穴

3寸

在小腿前外側，犢鼻穴下 3 寸，脛骨前脊外 1 寸。

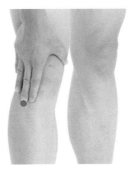

站立彎腰，同側手虎口圍住髕骨上外緣，其餘四指向下，中指指尖處即是。

氣滯血瘀 氣海穴、膈俞穴、血海穴刮痧

血瘀是指血液運行不暢，身體裡面有了瘀血。氣行血行，假如氣不通了，血肯定不暢，也就是常説的「氣滯血瘀」了。

《黃帝內經》記載：「氣為血之帥，血為氣之母。」我們身體裡的血是從哪裡來的？從吃的食物裡面。這些水穀先轉化成養分、和津液，然後再轉化成紅色的血液，這些變化都離不開氣化作用。

一般來説，當人體氣機運行不暢的時候，就會引起血液的運行瘀滯；反過來，當你身體裡有瘀血阻滯的時候，也會影響氣的運行，從而導致氣滯。

大家要注意的是，久坐不動很容易形成氣滯血瘀。因為總是坐著的話，會壓迫位於臀部和大腿部的膀胱經，造成膀胱經氣血運行不暢，而腎經①與膀胱經相表裡，這樣就會引發腎功能異常，也就是中醫上説的「久坐傷腎」。進而，就會引發一系列的慢性疾病。

> **註 1**
> 腎經起於足小趾之下，經足底湧泉穴、腿肚內側、股內後緣、胸腹部，止於胸前。

因此，建議每天進行適當的戶外活動。久坐的上班族每隔一個小時就起來活動一下，伸展一下四肢；或者多敲打雙腿內側的脾經、胃經和肝經，尤其是大腿根部一定要多敲；還要多敲後背的膀胱經。

診斷及穴位方

症狀	口唇指甲紫暗，皮膚青紫斑或粗糙，局部刺痛或絞痛固定不移，或觸及腫塊
穴位	氣海穴、膈俞穴、血海穴

基本治療方

1 用刮痧板平刮氣海穴、膈俞穴、血海穴。每次刮痧時間要視被刮拭者的體質、刮拭部位、病情和刮拭的力度而定，少則幾分鐘，多則20~30分鐘，初次接受刮痧者和體弱者可適當縮短時間。每個部位刮拭時，體質虛弱者毛孔張開就可以停止刮拭，體質強壯者可以適量出痧後再停止刮拭。

2 白蘿蔔、柑橘、生薑、茴香、桂皮、大蒜、桃仁、韭菜、丁香、黃酒、紅葡萄酒、洋蔥、桃仁、銀杏、油菜、黑豆等具有活血祛瘀作用，氣滯血瘀患者宜常食其中的一種或數種。

吳老師教你找對穴

氣海穴

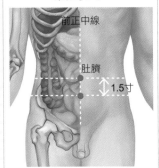

在下腹部，臍中下1.5寸，前正中線上。

膈俞穴

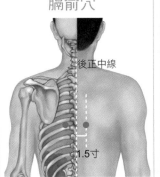

在脊柱區，第7胸椎棘突下，後正中線旁開1.5寸。

血海穴

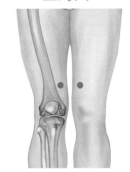

在股前區，膝蓋骨內側端上2寸，股內側肌隆起處。

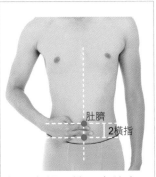

在下腹部，前正中線上，肚臍中央向下2橫指處即是。

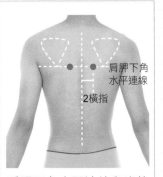

肩胛下角水平連線與脊柱相交椎體處，下緣旁開2橫指處即是。

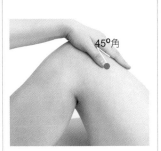

屈膝90°，手掌伏於膝蓋上，拇指與其他四指成45°，拇指尖處即是。

Chapter 3
從頭到腳談養生

人體從頭到腳，處處都可以養生，處處都應該養生。有這麼一句話說：四十歲前拿命掙錢，四十歲後拿錢換命。這是多麼的無奈啊！如果你也有這感嘆的話，就趕緊翻開這一章吧。

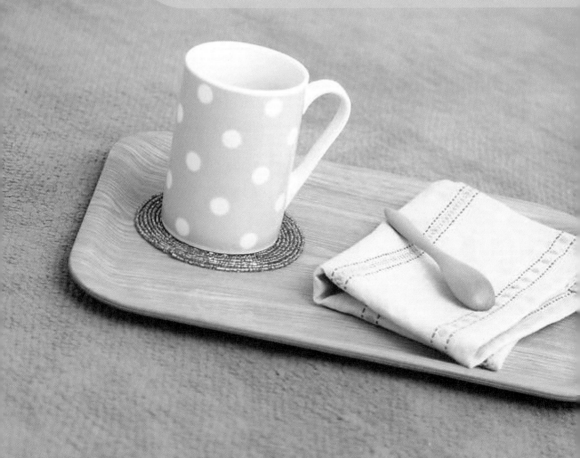

頭部 五指梳頭，每天 10 分鐘

頭部是人體的重要部位，也是大腦的所在地，如果頭部有了問題，就會對大腦產生影響。對人體而言，頭部最主要的一個特點就是：位於人體的最高處，故有人稱之為「人體之巔」；頭部還是所有陽經交匯之處，即「頭為諸陽之會」。

這一特點決定了頭的致病特點。從外因而言，風、寒、暑、濕、燥、熱中，唯有風性輕揚，所以頭部常會傷風，引發頭痛。如果風再挾雜其他外邪，症狀就更多了，如全頭痛、後頭痛等。從內因而言，頭部有賴於臟腑化生的水穀養分的滋養，如果臟腑虛弱，清陽不升，頭部失濡養，就會頭暈目眩、頭空痛、記憶力下降；如果臟腑虛陽上擾，也會傷頭，導致眼睛痛、口乾等症狀。

知道了頭部的特點，就知道如何對頭部疾病進行治療和保健了。首先是振奮頭部陽氣，抗禦風邪；其次是保養五臟，使其化生水穀養分的功能正常，陰陽平衡，頭有所養，不受虛陽襲擾，人自然就神清氣爽了。

基本治療方

1 風池穴、合谷穴、太衝穴是治一切內外風的要穴，根據內外風的性質不同，可以或按或灸，都有良好的治療和保健效果。也可每次每穴按摩 3~5 分鐘，每天 2 次。

2 前面說了，頭部受五臟滋養，所以治療頭的同時，也要考慮五臟的情況。脾俞穴、腎俞穴是健脾補腎的要穴。臟腑化生精氣功能虛弱時，用艾條灸這兩個穴，有很好的補脾腎作用，以皮膚潮紅為度，每日 1 次。

3 頭部是人體陽經的交匯之處，五指梳頭，就是在對頭部陽經進行按摩，能振奮頭部陽氣，抵抗風邪。該法十分簡單，可隨時用，沒有任何禁忌。

吳老師教你找對穴

風池穴

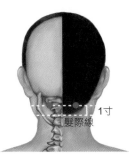

頸後，枕骨之下，入髮際1寸，胸鎖乳突肌與斜方肌上端之間的凹陷處。

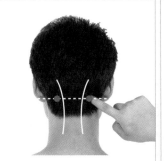

正坐，後頭骨下兩條大筋外緣陷窩中，與耳垂齊平處即是。

合谷穴

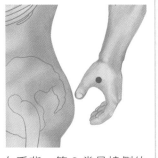

在手背，第2掌骨橈側的中點處。

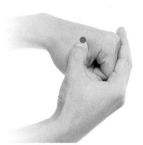

輕握拳，拇、食指指尖輕觸，另手握拳外，拇指指腹垂直下壓處即是。

太衝穴

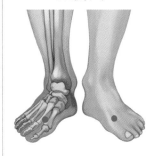

在腳背，當第1、第2蹠骨間，蹠骨底結合部前方凹陷中，或觸及動脈跳動處。

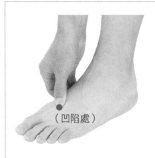

腳背，沿第1、第2趾間橫紋向足背上推，可感有一凹陷處即是。

脾俞穴

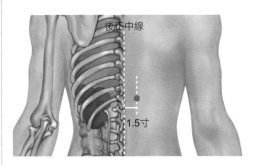

在脊柱區，第11胸椎棘突下，後正中線旁開1.5寸。

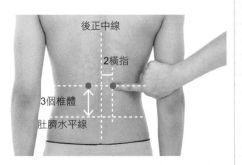

肚臍水平線與脊柱相交椎體處，往上推3個椎體，下緣旁開2橫指處即是。

耳朵　開天窗、鳴天鼓 30 分鐘

耳朵是個比較有個性的器官，那我們就來看看耳朵的個性是什麼吧！

中醫學認為，「腎開竅於耳」，同時三焦經又循行於耳部，人體經絡之氣是相互貫通的，所以其他器官或經絡的疾病也會影響到耳朵。比如說，有的人在大怒之後，發現耳朵突然聽不見了，這就是肝氣不暢，阻塞了耳竅，也是我們常說的神經性耳聾。老年人或久病之人，腎氣不足，不能濡養耳竅，聽力都不太好或有耳源性眩暈，且大多都有神經性耳鳴，影響睡眠、情緒。

可另一方面，又很有意思，人體各部位在耳朵上的分佈就像一個倒置的胎兒。耳垂相當於面部，正對耳孔開口處凹陷叫耳甲腔，這個地方對應於胸腔內臟器官；耳甲腔的上方凹陷叫耳甲艇，對應於人的腹腔；耳廓的外周耳輪對應於軀幹四肢。相對應部位的疾病，可以通過按摩耳朵來治療。

基本治療方

1　耳門穴、聽宮穴、聽會穴，常被稱為「耳前三穴」，可以疏通耳竅，對耳部疾病有很好的治療作用，沒病時經常按摩，也有提高聽力的作用。當然，保養耳朵時，不能忘了腎俞穴，經常按壓腎俞穴，對耳朵也有好處，因為「腎開竅於耳」。

2　將雙手搓熱，捂緊雙耳，猛然鬆起，叫做「開天窗」。雙手手指叩擊雙乳突或加鼓擊後腦勺，能聽到「澎！澎！」的響聲，叫做「鳴天鼓」。「開天窗」與「鳴天鼓」，共做 10 次。以上活動大約需要 3 分鐘，每日 1 次。長期堅持，對耳朵的保健有非常好的幫助。

吳老師教你找對穴

耳門穴

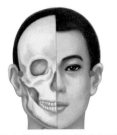

耳屏上切跡與下頜骨髁突之間的凹陷中。

聽宮穴

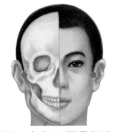

耳屏正中與下頜骨髁突之間的凹陷中。

聽會穴

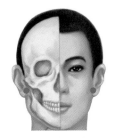

耳屏間切跡與下頜骨髁突之間的凹陷中。

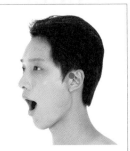

耳屏上緣的前方，張口有凹陷處即是。

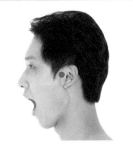

微張口，耳屏與下頜關節之間凹陷處即是。

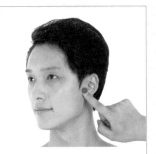

正坐，耳屏下緣前方，張口有凹陷處即是。

腎俞穴

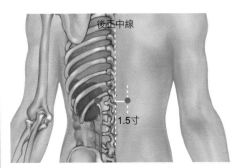

後正中線

1.5寸

在脊柱區，第 11 胸椎棘突下，後正中線旁開 1.5 寸。

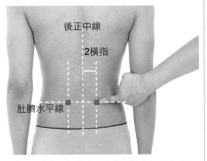

後正中線

2橫指

肚臍水平線

肚臍水平線與脊柱相交椎體處，下緣旁開 2 橫指處即是。

頸部 敲打大椎穴

前面有提過，頭部是人體的重要部分，且有賴於五臟氣血的滋養。而頸部則是五臟氣血輸注於頭部的通道，如果頸部有問題，氣血流通不暢，頭部失去濡養，就會出現頭暈、頭痛、耳鳴等病態。腦為「元神之府」，靈機記性之所，如果不能通過頸部與軀體發生聯繫，就會出現手麻、運動障礙等問題。頸部是頭部與身體的橋樑，也是思想與行為的橋樑。人的一切行為，莫不通過頸部來連接。

但同時由於頸部的位置特殊，平時使用量大，易勞損，也沒有很強壯的骨骼保護，所以頸部很容易出問題。特別是現代的工作中，電腦使用越來越多，上班族且不説，就連銀髮族也開始玩起電腦來了。總之，由於大家普遍的工作時間越來越長，頸部出現疼痛、麻木等症狀已是稀鬆平常的事了。頸部最常見的就是頸椎病，更糟糕的是，頸椎病有越來越有年輕化的趨勢，這就給頸部養生帶來了麻煩。

基本治療方

1 大椎穴是督脈經[①]的要穴，督脈統領人一身之陽氣。經常敲打大椎穴，能激發頸部陽氣，從而通經活絡，改善局部氣血不暢的症狀。大杼穴能強筋壯骨，能強壯頸部骨骼，在一定程度上有治本的作用。此穴可以時時敲打，不拘時，力量以舒適為度。風府穴能祛外邪，如果頸部感風寒，可以灸風府穴以祛風寒。每日 1~2 次，灸 10~15 分鐘，以局部皮膚潮紅為度。

> 註 1
>
> 督脈起於小腹內，下出會陰，沿脊柱裡面上行，由項沿頭部正中線，至上唇繫帶處。

2 有時間就做做頸椎操，可以有效地保養頸椎，以達到保護頸部的目的。端坐，全身不動，僅頭部運動，分別做低頭，抬頭，前伸，後仰，左轉，右轉，順、逆時針 180 度半環繞動作。每次堅持 5~10 分鐘，動作宜輕緩、柔和。

吳老師教你找對穴

大椎穴

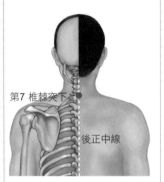

第7 椎棘突下

後正中線

在脊柱區，第 7 頸椎棘突下凹陷中，後正中線上。

大杼穴

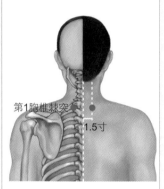

第1胸椎棘突

1.5寸

在背部，當第 1 胸椎棘突下，後正中線旁開 1.5 寸。

風府穴

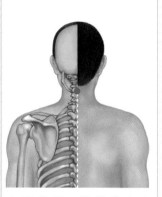

在頸後區，枕外隆突直下，枕骨下緣，兩側斜方肌之間凹陷中。

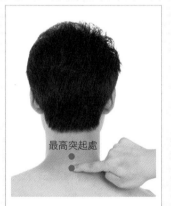

最高突起處

低頭，頸背交界椎骨高突處椎體，下緣凹陷處即是。

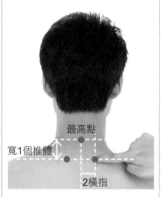

最高點

寬1個椎體

2橫指

低頭屈頸，頸背交界處椎骨高突向下推 1 個椎體，下緣旁開 2 橫指處即是。

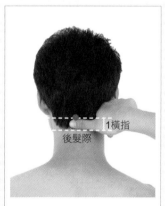

1橫指

後髮際

沿脊柱向上，入後髮際上1 橫指處即是。

肩部 肩貞穴、極泉穴、缺盆穴讓肩部不再疼痛

上肢的運動全靠肩部的帶動，如果肩部有病變，上肢就會失去運動的靈活性，給生活、工作帶來許多不便。但遺憾的是，因為人的上肢運動很多，肩部很容易勞損，再加上肩部在外側，位置又稍高，就很容易受到風寒外邪的侵襲。時間長了，肩部的氣血就容易瘀滯，肌肉也容易損傷，肩部就會疼痛，影響運動，甚至上肢抬都抬不起來，一動就痛，時間再長一點，肌肉又會廢用性萎縮。真是動也不是，不動也不是。

特別是到了 50 歲以後，之前欠下的各種肩部保健的帳都要還了，這時肩部就非常容易發生無菌性炎症（不是由細菌或病毒感染引起的，而是由局部損傷引起的炎症），就是俗稱的「五十肩」。所以，肩部保健年輕時就應注意，比如說坐姿要正確、肩部要保暖、運動要適度等。

基本治療方

1 肩髃穴、肩貞穴、極泉穴、缺盆穴是肩部及其周圍的穴位，對疏通局部氣血、保養肌肉有很好的作用。平日工作時，就可以自己按摩，每次 5~10 分鐘，每日 2 次。也可用艾條灸，每日 1~2 次，灸 10~15 分鐘，以局部皮膚潮紅為度。不過請注意，極泉穴不宜用灸法。

2 生活中注意肩部保暖，特別是睡覺時，被子要蓋住肩部。平時也可做做運動，例如爬牆運動：側面或前面站立，抬起疼痛側的前臂，以食指和中指貼牆，然後沿牆向上慢慢爬牆，至疼痛不能忍受時停止，每天 1~2 次，慢慢抬高。也可以背牆而立，背屈痛側上肢爬牆，如前述方法。

吳老師教你找對穴

肩髃穴

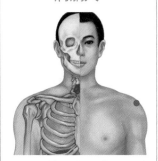

在肩峰前下方，當肩峰與肱骨大結節之間凹陷處。

肩貞穴

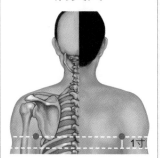

1寸

在肩胛區，肩關節後下方，腋後紋頭直上 1 寸。

極泉穴

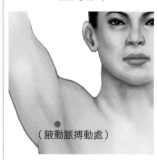

（腋動脈搏動處）

在腋窩中央，腋動脈跳動處。

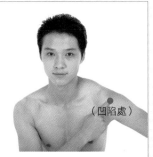

（凹陷處）

正坐，屈肘抬臂與肩同高，另手食指按壓肩尖下，肩前呈現凹陷處即是。

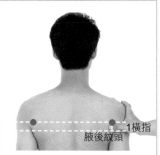

1橫指
腋後紋頭

正坐垂臂，從腋後紋頭向上量 1 橫指處即是。

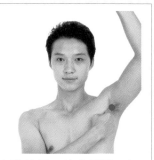

上臂外展，腋窩頂點可觸摸到動脈跳動，按壓有酸脹感處即是。

缺盆穴

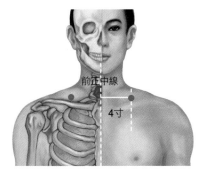

前正中線

4寸

在頸外側區，鎖骨上大窩，鎖骨上緣凹陷中，前正中線旁開 4 寸。

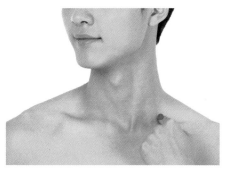

正坐，乳中線直上鎖骨上方有一凹陷，凹陷中點按壓有酸脹處即是。

胸腹部

膻中穴、期門穴、內關穴調理一身氣機

胸腹部是人體五臟六腑（除腎）的所在地，在一個空間裡，人體內臟器官要協調運作，運化水穀養分，排出廢物，維持人體正常的新陳代謝。所以，氣機的協調，升降出入的正常就非常重要。其實，胸腹部的養生，就是養人體一身之氣，並使之流動正常。聽起來簡單，做起來可真不容易。一不小心，吃了點生冷、油膩的東西，胃就不高興了，胃氣紊亂，上吐下瀉，還影響大小腸。哪天有了不順心的事，肝氣橫逆，不僅傷胃，還會傷心，有些心絞痛就是這樣來的。如果心氣不足，推動血液運行不利，麻煩就大了，甚至會危及生命。

不過，胸腹部有個好處，就是人體眾多經脈都在這一部位循行，這就讓我們有了許多胸腹部養生保健的好方法。

基本治療方

膻中穴、期門穴、內關穴、太衝穴是調理人一身之氣機的要穴，諸穴相配，可以寬胸理氣、疏肝解鬱，使人一身之氣升降出入正常。長期持續按摩這幾個穴位，每次 5~10 分鐘，每日 2 次，對人體氣血的正常流動有很大的好處。

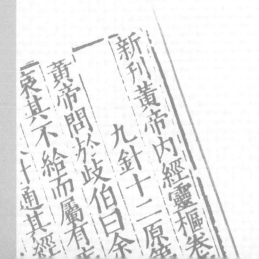

吳老師教你找對穴

膻中穴

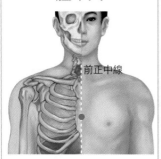

在胸部，橫平第 4 肋間隙，前正中線上。

期門穴

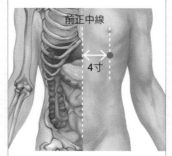

在胸部，第 6 肋間隙，前正中線旁開 4 寸。

內關穴

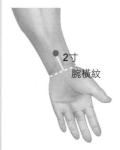

在前臂前區，腕掌側遠端橫紋上 2 寸，掌長肌腱與橈側腕屈肌腱之間。

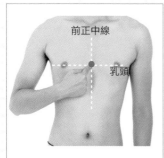

在胸部，由鎖骨往下數第 4 肋間，平第 4 肋間，兩乳頭中點，當前正中線上即是。

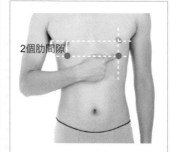

自乳頭垂直向下推 2 個肋間隙，按壓有酸脹感處即是。

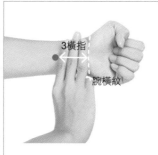

微屈腕握拳，從腕橫紋向上量取 3 橫指，兩條索狀筋之間即是。

太衝穴

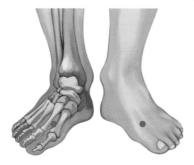

位於人體腳背側，當第 1、第 2 蹠骨間隙的後方凹陷處。

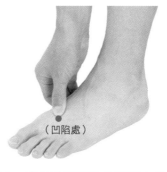

由第 1、第 2 趾間縫紋向腳背上推，至第 1、第 2 趾骨結合部前方，可感有一凹陷處。

腰部　腰為一身之樞紐

腰為一身之樞紐，意思就是説腰掌管著人一身的運動行為。事實上，人體上下肢的協調運動、人體的負重，無不是通過腰部來聯繫、承擔的。正是這樣，腰部就格外容易受外傷，以至氣血受傷，不通則痛。運動時不小心扭了腰，工作時不小心傷了腰等，諸如此類的情狀太常發生了。腰又為腎府，意思就是説，腰是腎的所在地。所以，腎之氣血可以濡養腰，常見的老年人容易腰痛或腰扭傷，就是因為腎之氣血不足，腰部失去濡養，骨骼、肌肉力量不足造成的。

從上面説的情況來看，腰部的保健應以補腎強腰、行氣活血為主。

基本治療方

腎俞穴、大腸俞穴、腰眼穴、委中穴，是補腎強腰、行氣活血的腰部要穴。長期持續按摩這幾個穴位，每次 5~10 分鐘，每日 2 次，對腰部的養生保健有很大的好處。其中，腎俞穴、大腸俞穴、腰眼穴用艾條灸，能加強其補腎活血的作用。每日 1~2 次，灸 10~15 分鐘，以局部皮膚潮紅為度。

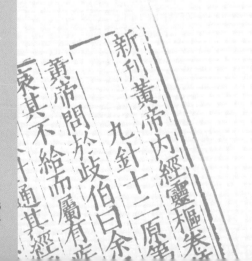

吳老師教你找對穴

腎俞穴

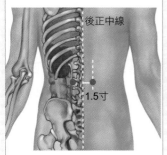

後正中線

1.5寸

在脊柱區,第 2 腰椎棘突下,後正中線旁開 1.5 寸。

大腸俞穴

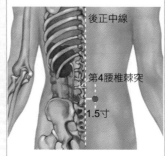

後正中線

第4腰椎棘突

1.5寸

在脊柱區,當第 4 腰椎棘突下,後正中線旁開 1.5 寸。

腰眼穴

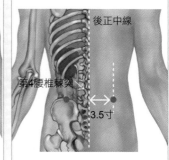

後正中線

第4腰椎棘突

3.5寸

在腰區,橫平第 4 腰椎棘突下,後正中線旁開約 3.5 寸凹陷中。

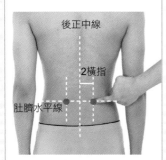

後正中線

2橫指

肚臍水平線

肚臍水平線與脊柱相交椎體處,下緣旁開 2 橫指處即是。

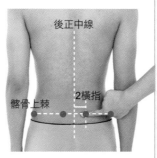

後正中線

2橫指

髂骨上棘

兩側髂前上棘連線與脊柱交點,旁開量 2 橫指處即是。

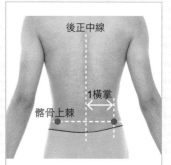

後正中線

1橫掌

髂骨上棘

兩側髂前上棘水平線與脊柱交點旁開 1 橫掌凹陷處即是。

委中穴

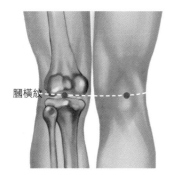

膕橫紋

在膝後區,橫紋中點。

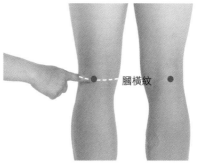

膕橫紋

膝蓋後面凹陷中央的橫紋中點處即是。

膝部 犢鼻穴讓你邁開腿

膝部是人體的一個重要負重部位，日常的大多數活動都與膝部有關，如走路、跑步、爬樓梯、體育運動等。可以說，除了坐著、躺著，膝部大多數時間都承受著人體的重量，還可能因運動時的碰撞產生磨損。所以，人的一生中，膝部的肌肉、韌帶勞損和骨骼磨損是比較厲害的。到了一定年齡後，由於膝部磨損厲害，有的人會有代償性的局部骨質增生，也就是人們常說的「骨刺」。如果「骨刺」壓迫了周圍的小血管或神經，就會引起腫脹、疼痛等現象。另外，膝部常會暴露在外，如果不注意保暖，也容易感受風寒濕邪，引起風濕性關節炎。

所以說，膝部的養生保健是一個長期的過程，年輕時就應注意；也是一個細微的過程，日常生活中就要非常注意。

基本治療方

1　犢鼻穴、血海穴、陽陵泉穴、大杼穴是膝部保健的有效穴位。犢鼻穴、血海穴、陽陵泉穴有很強的局部活血化瘀、理筋止痛作用。大杼穴是骨骼強壯要穴，能 增加骨骼的強度。長期堅持按摩這幾個穴位，每次 5~10 分鐘，每日 2 次，對膝部的養生保健有很大的好處。如受了風寒，則用灸法效果更顯著。其中，大杼穴宜常用艾條灸，強壯骨骼的作用更強。就是說，針灸大杼穴能增加鈣的沉積，增加骨質密度。

2　平日運動時，應注意對膝部的保護，如注意運動量要適度，或及時改變運動方式。游泳就是一種很好的運動方式，既能保護膝部，又能鍛煉身體。

犢鼻穴

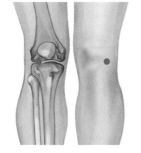

在膝前區，髕韌帶外側凹陷中。

血海穴

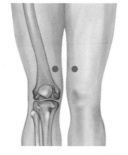

在股前區，髕底內側端上2寸，股內側肌隆起處。

陽陵泉穴

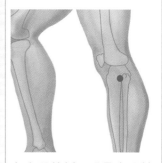

在小腿外側，腓骨小頭前下方凹陷中。

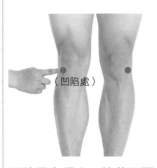

（凹陷處）

下肢用力蹬直，膝蓋下面外側凹陷處即是。

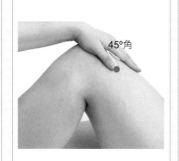

45°角

屈膝90°，手掌伏於膝蓋上，拇指與其他四指成45°，拇指尖處即是。

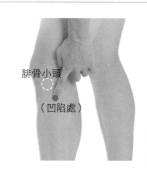

腓骨小頭

（凹陷處）

微屈膝，膝關節外下方，腓骨小頭前下方凹陷處即是。

大杼穴

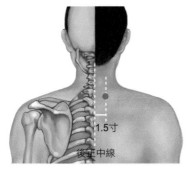

1.5寸

後正中線

在背部，當第1胸椎棘突下，旁開1.5寸。

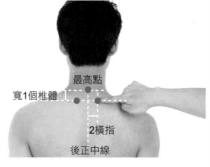

最高點

寬1個椎體

2橫指

後正中線

低頭屈頸，頸背交界處椎骨高突向下推1個椎體，下緣旁開2橫指處即是。

167

足部　養足，足也養你

足部和膝部很相似，生理活動也相近。所以，患的病也相近。但足部有一個特點，就是小關節多，並且直接接觸地面，更容易受外傷，磨損也更容易發生。足部的毛病對人生活的影響實在是太大了，人不能整天躺在家裡不動，可一出門就要用到足，足一沾地就要痛，真是讓人著急。古語說：凡事預則立，不預則廢。想到那個時候，還是從現在就做好足部的養生保健吧。

足底部存在著反射區，全身都在足底的各個部位上對應著。我們在對足部進行保養的同時，足部也在為全身的健康服務呢。

基本治療方

1　太衝穴、照海穴、丘墟穴、大杼穴是足部養生保健的常用穴位。太衝穴、照海穴、丘墟穴，能疏通局部氣血；大杼穴壯筋骨，是老年人足部養生保健的必用穴。長期堅持按摩這幾個穴位，每次 5~10 分鐘，每日 2 次，對足部的養生保健很有用。大杼穴宜常用艾條灸，能增加鈣的沉積，增加骨質密度。

2　與膝部一樣，足部養生保健也要及早做起，從細微處做起。特別是運動方式的選擇，對足部保健很重要。

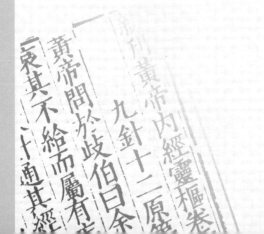

吳老師教你找對穴

太衝穴

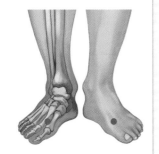

位於足背側,當第 1、第 2 蹠骨間隙的後方凹陷處。

照海穴

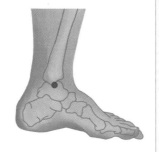

在踝區,內踝下緣邊際凹陷中。

丘墟穴

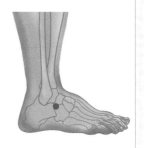

在踝區,外踝的前下方,趾長伸肌腱的外側凹陷中。

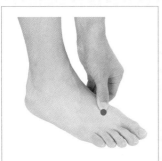

由第 1、第 2 趾間縫紋向足背上推,可感到有一凹陷即是。

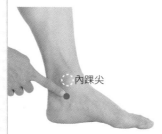

內踝尖

坐位垂足,由內踝尖垂直向下推,至下緣凹陷處,按壓有酸痛感處即是。

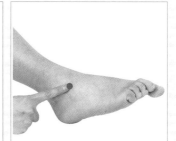

腳掌用力背伸,足背可見明顯趾長伸肌腱,其外側、足外踝前下方凹陷處即是。

大杼穴

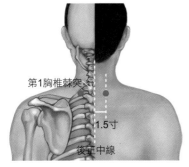

第1胸椎棘突

1.5寸

後正中線

在背部,當第 1 胸椎棘突下,旁開1.5 寸。

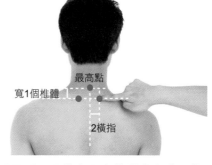

最高點

寬1個椎體

2橫指

低頭屈頸,頸背交界處椎骨高突向下推1 個椎體,下緣旁開 2 橫指處即是。

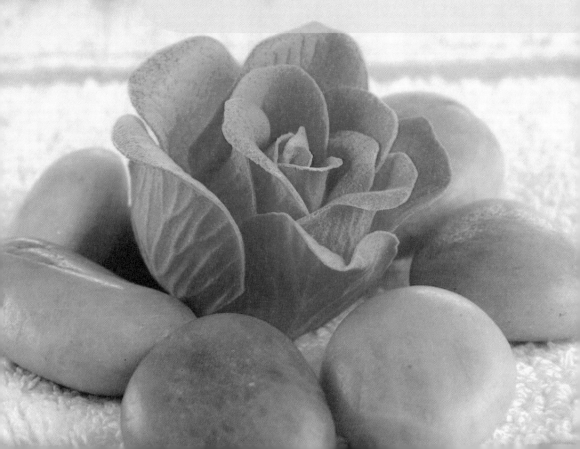

Chapter 4
讓女人美麗的
穴位方

中醫認：「女子以氣血為先天。」無論如何，女人的健康、美麗與氣血都有著很大關係。本篇介紹的是我在三十餘年臨床實踐基礎上，總結出的讓女人更健康、更美麗的穴位方。這些穴位方，可以解決女人一些常見的健康、美容問題，如月經不調、色斑等。讓妳更健康、更美麗！

月經不順

關元穴、氣海穴、三陰交穴配合調經

月經不順是困擾女性的常見病，症狀為月經提前或延遲、經血量少或量過多、經色不正常並伴有全身乏力、頭昏、腰酸、怕冷喜暖等症狀。中醫學認為，女子為陰柔之體，以氣血為先天，月經不順與氣血的病變有很大關係。所以，治療月經不順應該從氣血著手。

診斷及穴位方

主要類型		氣血兩虛	寒凝血瘀
症狀	主要症狀	月經周期提前或延後或不定期，經血量少或過多，顏色不正常	
	併發症	色淡質稀、神疲肢倦	經期延後、量少，顏色暗沉有血塊，得溫則舒
穴位	主穴	關元穴、氣海穴、三陰交穴、足三里穴	
	配穴	太溪穴、血海穴	歸來穴、命門穴

基本治療方

1 關元穴、氣海穴、三陰交穴、足三里穴相配合，有補氣生血、活血的作用。每日按摩 2 次，每次 5~10 分鐘，必要時可配合艾灸。

2 月經時常早來的人應少吃辛辣、肥甘之物，如肉、蔥、青椒等，多吃青菜。月經總是遲來的人宜少吃冷食，多吃肉；經期剛來的一兩天，最好吃薑炒雞肝或豬肝，多吃補血的食品。

關元穴

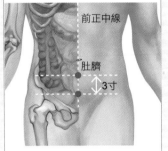

在下腹部，臍中下 3 寸，前正中線上。

氣海穴

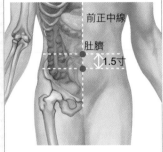

在下腹部，臍中下 1.5 寸，前正中線上。

三陰交穴

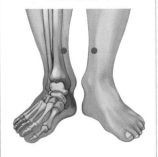

在小腿內側，內踝尖上 3 寸，脛骨內側緣後際。

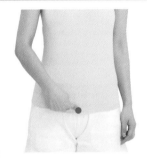

在下腹部，前正中線上，肚臍中央向下 4 橫指處即是。

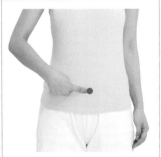

在下腹部，前正中線上，肚臍中央向下 2 橫指處即是。

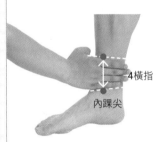

手四指並攏，小指下緣靠內踝尖上，食指上緣所在水平線與脛骨後緣交點處即是。

足三里穴

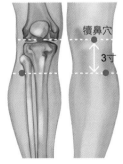

在小腿前外側，犢鼻穴下 3 寸，脛骨前脊外 1 寸。

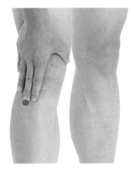

站立彎腰，同側手虎口圍住髕骨上外緣，其餘四指向下，中指指尖處即是。

氣血兩虛 > 溫灸太溪穴、血海穴補氣血

1 艾灸或紅外線照射太溪穴、血海穴，有補腎精、活血的作用。每日 1 次，以皮膚潮紅為度，長期持續，可以補氣血。

2 取紅棗 20 枚，益母草、紅糖各 10 克，水煎。飲湯，每日早晚各 1 次，長期飲用有補氣血的功效。

吳老師教你找對穴

太溪穴

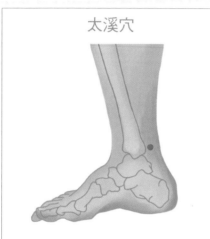

在踝區，內踝尖與跟腱之間的凹陷中。

血海穴

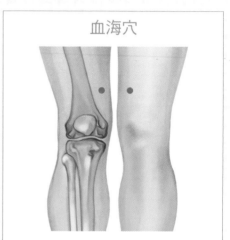

在股前區，髕底內側端上 2 寸，股內側肌隆起處。

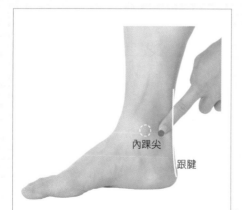

坐位垂足，由足內踝向後推至與跟腱之間凹陷處即是。

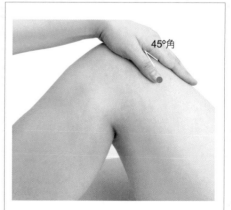

屈膝 90º，手掌伏於膝蓋上，拇指與其他四指成 45º，拇指指尖處即是。

寒凝血瘀 〉歸來穴讓月經歸來

1 歸來穴的名字即是使遲到的月經歸來之意,是治月經不順的要穴。用艾條溫灸歸來穴、命門穴兩穴,有溫經散寒、暖宮化瘀的作用,對寒凝血瘀型月經不順有很好的治療效果。

2 本型患者可服用中醫方劑,常用溫經湯:取人參、當歸、白芍、川牛膝、丹皮各10克,川芎15克,桂心3克,莪朮8克,甘草6克,水煎服。每日煎1次,分早晚2次服用,7天 1個療程。可以溫經散寒,養血調經。

吳老師教你找對穴

歸來穴	命門穴
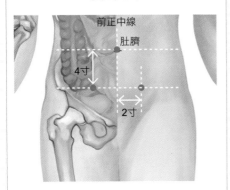	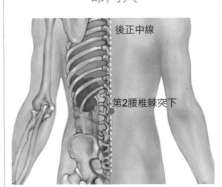
在下腹部,臍中下4寸,前正中線旁開2寸。	在脊柱區,第2腰椎棘突下凹陷中,後正中線上。
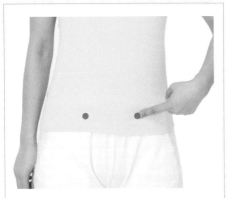	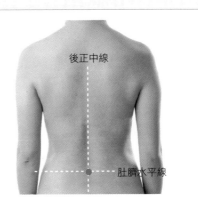
從恥骨聯合上緣沿前正中線向上量1橫指,再水平旁開3橫指處即是。	肚臍水平線與後正中線交點,按壓有凹陷處即是。

乳腺增生

點按膻中穴、膺窗穴消增生

乳腺增生，大多時候都與心情不好、過分抑鬱有關。顧名思義，乳腺增生就是乳房內出現了腫塊，這些腫塊就是氣血瘀滯的結果。大家知道，肝主疏泄，它負責疏泄體內津液、氣機的調暢，一旦出現壅堵，就會導致氣滯血瘀，瘀積在乳房內的話，就會形成乳腺增生。

另外，體內痰濁壅堵也會造成乳腺增生。乳房是足陽明胃經經過的地方，摸上去有硬硬的結塊，就是足陽明胃經經氣循行失常，痰濁濕熱，壅鬱積於乳房之內而造成的。之所以會這樣，大多和脾胃濕熱有關。

值得大家注意的是，乳腺增生分良性和惡性。如果增生隨著經期而出現或消失，經前或生氣時還會加重，則說明是良性的。當增生的質地變硬、不移動、邊緣邊界不清，甚至皮膚出現乾枯如橘皮樣改變時，說明已轉化為惡性。防止良性增生轉為惡性腫瘤，一定要及時到醫院就診。

需要知道的是：乳腺增生並不是女性所特有的病，1.5% ~5% 的男性亦會患此病。因為男性也有乳腺組織，只不過女性的較男性發達一些而已。

診斷及穴位方

主要類型		氣滯型	痰瘀型
症狀	主要症狀	乳房脹痛	
	併發症	胸滿脅痛、急躁易怒	產後乳脹痛、內有結塊、體形肥胖
穴位	主穴	膻中穴、膺窗穴、天池穴	
	配穴	期門穴、太衝穴	豐隆穴、足三里穴

基本治療方

1　用手指指腹依次點按膻中穴、膺窗穴、天池穴等，然後，以乳房為中心，以這些穴位為重點，對乳房進行適當地輕抓、托舉、搓揉。此法適合任何乳腺增生患者。

2　取金橘葉、香附各 15 克，鬱金 10 克，加水，濃煎 15~20 分鐘後，去渣取汁。加入白米，煮粥，飲用，早晚分服。

吳老師教你找對穴

膻中穴	膺窗穴	天池穴
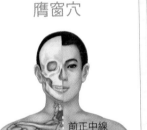		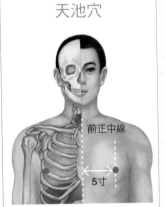
在胸部，橫平第 4 肋間隙，前正中線上。	在胸部，第 3 肋間隙，前正中線旁開 4 寸。	在胸部，第 4 肋間隙，前正中線旁開 5 寸。
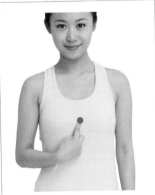	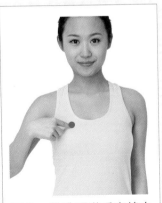	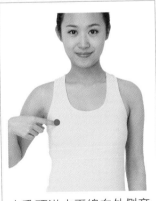
在胸部，由鎖骨往下數第 4 肋間，平第 4 肋間，兩乳頭中點，當前正中線上。	正坐，從乳頭沿垂直線向上推 1 個肋間隙，按壓有酸脹感處即是。	自乳頭沿水平線向外側旁開 1 橫指，按壓有酸脹感處即是。

氣滯型 > 期門穴、太衝穴疏肝理氣

1 期門穴、太衝穴為肝經要穴，兩穴相配有很好的疏肝理氣作用。兩穴在按壓時，力量可稍重，能加強疏肝理氣的作用。

2 可用乳香、沒藥、黃柏、大黃、冰片適量，共研細末，加蛋白調敷患處。有較好的行氣活血止痛功用。

吳老師教你找對穴

期門穴	太衝穴

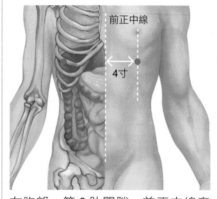

在胸部，第 6 肋間隙，前正中線旁開 4 寸。

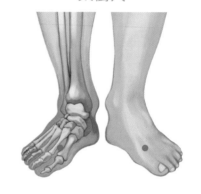

在腳背，當第 1、第 2 蹠骨間，蹠骨底結合部前方凹陷中，或觸及動脈跳動處。

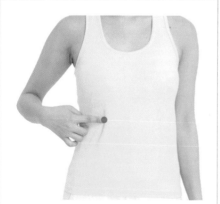

正坐或仰臥，自乳頭垂直向下推 2 個肋間隙，按壓有酸脹感處即是。

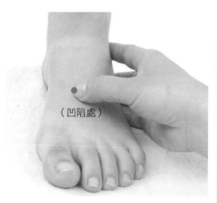

在腳背，沿第 1、第 2 趾間縫紋向腳背上推，可感有一凹陷處即是。

痰瘀型 > 祛痰化瘀找豐隆穴、足三里穴

1 　俗話說，痰多宜向豐隆尋。豐隆穴是化痰要穴，能治人身一切之痰。豐隆穴與足三里穴相配能健脾胃、化痰濁，改善症狀。

2 　改變飲食，防止肥胖，少吃油炸食品、動物脂肪、甜食及過多進補食品，要多吃蔬菜和水果，多吃黑豆、黃豆。宜多吃核桃、黑芝麻、黑木耳、蘑菇。

吳老師教你找對穴

豐隆穴	足三里穴

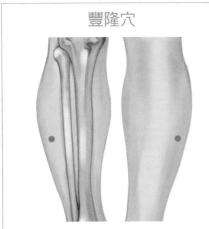

在小腿外側，外踝尖上 8 寸，脛骨前肌的外緣。

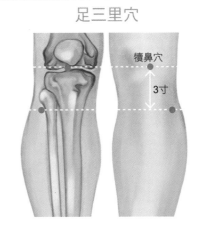

在小腿前外側，犢鼻穴下 3 寸，脛骨前脊外 1 寸。

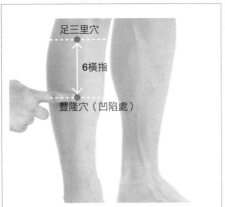

先找到足三里穴，向下量取 6 橫指，凹陷處即是。

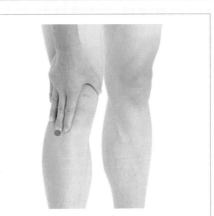

站立彎腰，同側手虎口圍住髕骨上外緣，其餘四指向下，中指指尖處即是。

痛經　子宮穴是要穴

中醫認，「經水出諸腎」，意思就是說月經問題和腎功能最相關。當腎氣虧虛時，人的氣血本身就不足，再加上精神緊張、生活壓力等各方面的因素，會繼而使得肝氣鬱結。俗話說，「不通則痛，痛則不通」，一旦氣血瘀滯，就會引發痛經。

當然，痛經也分很多種。這裡教大家一種分辨痛經性質最簡單的方法。如果是脹痛或腹部陣痛則屬於氣滯，需要調暢氣機；如果是劇痛，而且血塊流出時痛會減輕，則屬於血瘀，需要活血化瘀。如果喝熱水或敷熱水袋後，疼痛減輕，說明體寒；如果遇熱後，疼痛加重了，說明體熱。在按摩後疼痛減輕，屬於虛證；越按摩越痛則說明是實證。經前期痛多屬於熱證、實證，經後期痛多屬於虛證、寒證。

診斷及穴位方

主要類型		寒邪侵襲	氣滯血瘀	氣血虧虛
症狀	主要症狀	下腹、腰部、脊椎骨底部疼痛		
	併發症	疼痛是牽制性，得溫則舒	疼痛如刺如脹、經色紫暗夾血塊	經期後疼痛為主、面色萎黃、經血色淡
穴位	主穴	子宮穴、次髎穴、地機穴		
	配穴	合谷穴	膈俞穴、血海穴	關元穴、氣海穴

基本治療方

1　子宮穴為痛經止痛要穴，與次髎穴、地機穴配合有很好的止痛效果。

2　用手指指腹依次按摩耳部的神門穴、肝穴、脾穴、腎穴、子宮穴、交感穴、腎上腺穴等穴區，時間和次數不限，隨時隨地都可以進行，且多多益善。此方法適合任何類型的痛經女性。

吳老師教你找對穴

子宮穴

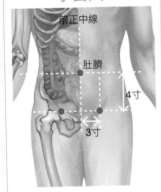

在下腹部，臍中下 4 寸，前正中線旁開 3 寸。

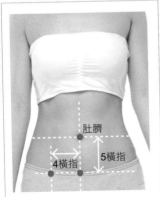

肚臍直下 5 橫指（中極穴），旁開 4 橫指處即是。

次髎穴

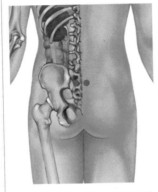

在脊椎骨底部，正對第 2 骶後孔中。

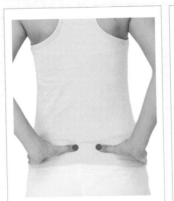

先找到第 2 骶孔棘突上，然後向外側移行約 1 橫指，有凹陷處即是。

地機穴

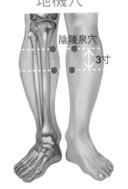

在小腿內側，陰陵泉穴下 3 寸，脛骨內側緣後際。

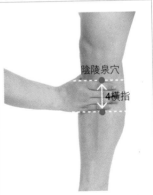

先找到陰陵泉穴，向下量 4 橫指處即是。

寒邪侵襲 ＞ 加熱身體祛寒氣

1　可通過喝熱水、多穿衣服等方式來保暖以使身體變暖，使血管擴張，改善血液循環，對抗子宮平滑肌收縮，從而減輕疼痛。

2　艾灸或紅外線照射合谷穴，可散寒溫經，使經脈氣血流暢，通則不痛。

吳老師教你找對穴

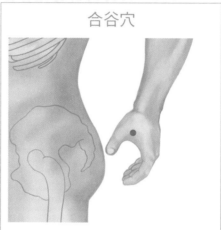

合谷穴

在手背，第 2 掌骨橈側的中點處。

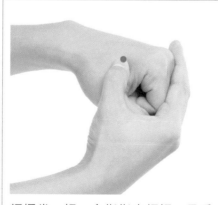

輕握拳，拇、食指指尖輕觸，另手握拳外，拇指指腹垂直下壓處即是。

氣滯血瘀 > 膈俞穴拔罐也能活血化瘀

1 在任脈腹部的循行部位、背後脊椎骨底部及膈俞穴、血海穴上一起拔罐，
每個罐拔 3~5 分鐘，直到皮膚出現紫黯，每天拔 1 次，有較好的活血化
瘀作用。

2 飲食多樣化，經常食用些具有理氣活血作用的蔬菜水果，如薺菜、香菜、
胡蘿蔔、橘子、佛手柑、生薑等。

吳老師教你找對穴

膈俞穴

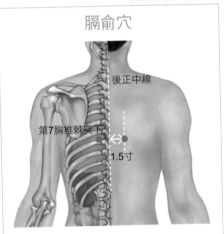

在脊柱區，第 7 胸椎棘突下，後正
中線旁開 1.5 寸。

血海穴

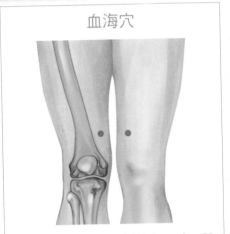

在股前區，髕底內側端上 2 寸，股
內側肌隆起處。

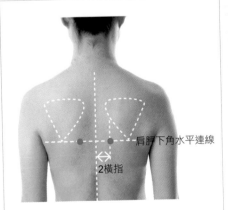

肩胛下角水平連線與脊柱相交椎體
處，後正中線旁開 2 橫指處即是。

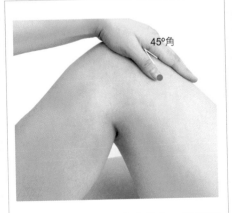

屈膝 90°，手掌伏於膝蓋上，拇指與
其他四指成 45°，拇指指尖處即是。

氣血虧虛 ＞ 補氣血灸關元穴、氣海穴

1 關元穴、氣海穴為補氣血要穴，艾灸、熱敷或紅外線照射這兩穴，有很好的補益氣血功效。

2 取粗鹽 500~1000 克，桂皮、蔥各適量。將所有材料放入鍋中炒熱，或者用微波爐加熱，然後用布袋裝好，敷於腰部，時間 15~20 分鐘。長期持續，有很好的補腎溫寒的作用。此方法適合氣血虧虛的痛經女性。

吳老師教你找對穴

關元穴	氣海穴
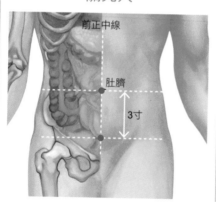	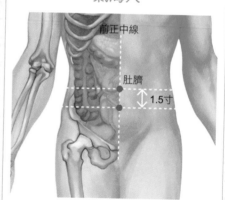
在下腹部，臍中下 3 寸，前正中線上。	在下腹部，臍中下 1.5 寸，前正中線上。
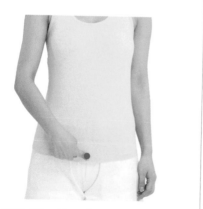	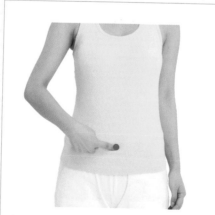
在下腹部，前正中線上，肚臍中央向下 4 橫指處即是。	在下腹部，前正中線上，肚臍中央向下 2 橫指處即是。

更年期症候群

肝俞穴、神門穴讓煩躁遠去

中醫認為，腎主生殖。婦女進入更年期後，腎氣漸漸衰退了，月經量漸漸減少進而停經，生殖功能逐漸降低進而全部喪失。這一過程是女性正常的生理變化。如果更年期婦女身體原本就陰虛或陽虛，或受生活環境因素的不利影響，不能適應此過程，則會出現各種更年期症狀。

更年期的不適症狀，在身體各個系統都會出現。如精神系統：失眠、煩躁、焦慮、記憶力減退、情緒敏感，甚至易怒、易哭、易笑；心血管系統：心悸、心慌，血壓偏高或不穩；消化系統：飲食無味、食慾不振、腹脹、腹瀉或便秘；泌尿系統：夜尿頻多、尿頻不適等。

診斷及穴位方

主要類型		肝氣鬱結	心脾兩虛	腎陰陽兩虛
症狀	主要症狀	煩躁、失眠、情緒敏感		
	併發症	情緒抑鬱、乳房脹痛	心悸不寐、恍惚健忘、表情淡漠、倦怠乏力	頭昏眼花、耳鳴健忘、腰膝酸軟或痛
穴位	主穴	肝俞穴、神門穴、三陰交穴		
	配穴	期門穴、太衝穴	心俞穴、脾俞穴	腎俞穴、太溪穴

基本治療方

1. 對肝俞穴、神門穴、三陰交穴這些穴位交替進行按摩。施以輕柔的手法，用點按法或一指禪法按摩。每次按摩 20~30 分鐘，隔天按摩 1 次。

2. 取小麥 30 克，紅棗 10 枚，甘草 10 克，水煎。每日早晚各服 1 次，對各種類型更年期症候群均有一定治療作用。

吳老師教你找對穴

肝俞穴	神門穴	三陰交穴
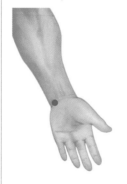		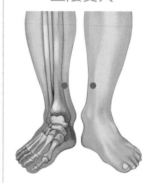
後正中線 第9胸椎棘突下 1.5寸		
在脊柱區，第 9 胸椎棘突下，後正中線旁開 1.5 寸。	在腕前區，腕掌側遠端橫紋尺側端，尺側腕屈肌腱的橈側緣。	在小腿內側，內踝尖上 3 寸，脛骨內側緣後際。
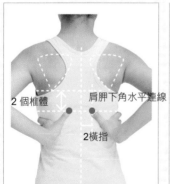	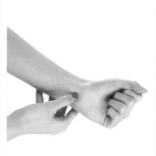	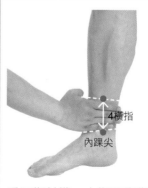
2 個椎體　肩胛下角水平連線 2 橫指		4橫指 內踝尖
肩胛下角水平連線與脊柱相交椎體處，往下推 2 個椎體，後正中線旁開 2 橫指處即是。	微握掌，另手四指握住手腕，曲拇指，指甲尖所在凹陷處即是。	手四指並攏，小指下緣靠內踝尖上，食指上緣所在水平線與脛骨後緣交點處即是。

肝氣鬱結 > 期門穴、太衝穴搭配解鬱

期門穴、太衝穴為肝經要穴，兩穴相配有很好的疏肝解鬱作用。兩穴在按壓時，力量可稍重，能加強疏肝解鬱的作用。

吳老師教你找對穴

期門穴

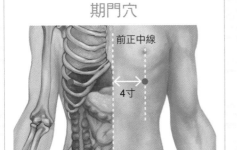

前正中線

4寸

在胸部，第 6 肋間隙，前正中線旁開 4 寸。

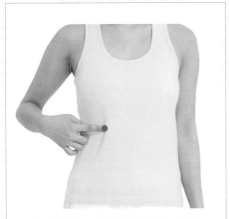

正坐或仰臥，自乳頭垂直向下推 2 個肋間隙，按壓有酸脹感處即是。

太衝穴

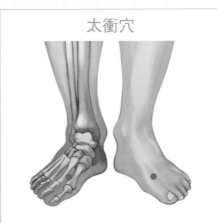

在腳背，當第 1、第 2 蹠骨間，蹠骨底結合部前方凹陷中，或觸及動脈跳動處。

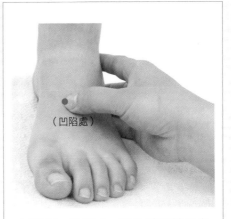

（凹陷處）

在腳背，沿第 1、第 2 趾間縫紋向足背上推，可感有一凹陷處即是。

心脾兩虛 〉溫灸心俞穴、脾俞穴益心脾

用艾條溫灸心俞穴、脾俞穴，能溫補心脾。每次灸 15~20 分鐘，每天 2 次，以皮膚潮紅為度。

吳老師教你找對穴

心俞穴

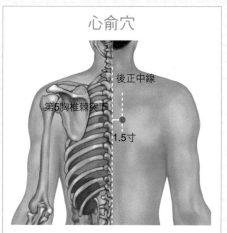

> 後正中線
> 第5胸椎棘突下
> 1.5寸

在脊柱區，第 5 胸椎棘突下，後正中線旁開 1.5 寸。

脾俞穴

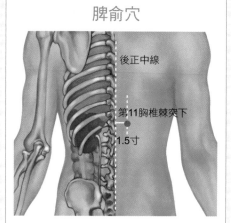

> 後正中線
> 第11胸椎棘突下
> 1.5寸

在脊柱區，第 11 胸椎棘突下，後正中線旁開 1.5 寸。

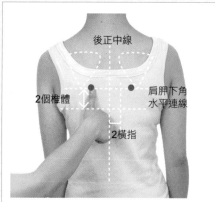

> 後正中線
> 2個椎體
> 肩胛下角水平連線
> 2橫指

肩胛下角水平連線與脊柱相交椎體處，往上推 2 個椎體，後正中線旁開 2 橫指處即是。

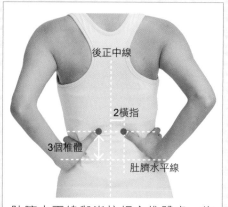

> 後正中線
> 2橫指
> 3個椎體
> 肚臍水平線

肚臍水平線與脊柱相交椎體處，往上推 3 個椎體，後正中線旁開 2 橫指處即是。

腎陰陽兩虛 > 腎俞穴、太溪穴補陰陽

1 腎俞穴、太溪穴皆為腎經要穴，兩穴相配有補腎之陰陽的作用。按壓時不宜力量過大，以防患者不能承受，如以艾條溫灸之，則作用更顯。

2 取枸杞、桑葚各 50 克。先將乾的枸杞加水泡軟，跟桑葚一起放入果汁機中打汁。長期飲用，有補益肝腎、清降虛火的作用，適合本型的更年期女性。

吳老師教你找對穴

腎俞穴

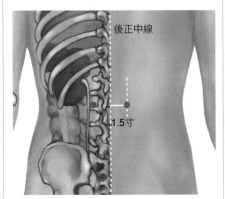

在脊柱區，第 2 腰椎棘突下，後正中線旁開 1.5 寸。

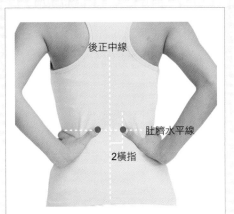

肚臍水平線與脊柱相交椎體處，後正中線旁開 2 橫指處即是。

太溪穴

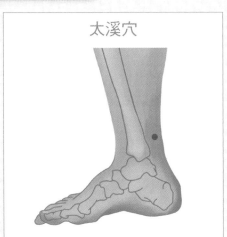

在踝區，內踝尖與跟腱之間的凹陷中。

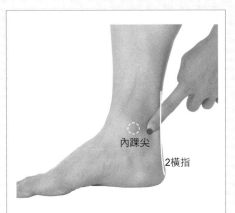

坐位垂足，由足內踝向後推至與跟腱之間凹陷處即是。

青春痘

顴髎穴、大椎穴、足三里穴讓痘痘不見了

青春痘，學名痤瘡。從表面意義上理解，這是青春期才會出現的現象。事實上，人在任何一個年齡層都會長痤瘡，它不僅會帶來搔癢、疼痛，也會讓人美麗的臉蛋大打折扣。

中醫認，肺主皮毛、開竅於鼻，肺熱的時候最容易長痤瘡。簡單地說，肺就代表著人的呼吸系統，吸納清氣，吐出濁氣。當你有肺熱時，且肺熱不能及時宣泄出去，肺火就會傷及皮毛，你的臉上就會長出痤瘡。這樣的人同時還伴有喉嚨痛、咳嗽等呼吸系統的症狀。這種情況引起的痤瘡，一般都長在右側臉頰。

肝氣鬱結也會引發痤瘡。肝有藏血和疏泄的功能，肝功能正常了，人的血氣才能暢通，臉部皮膚也會得到滋養。而當肝氣鬱滯時，左臉頰就有可能出現痤瘡。還有一些人的口唇部位有痤瘡，這是因為熱性的食物吃多了，在胃腸道中積火，影響到了胃腸道的功能。有些女性特別容易在下巴上長痤瘡，經期來的時候最明顯，經期結束了就慢慢消失了，這就和內分泌失調有關。

診斷及穴位方

主要類型		肺氣鬱滯	脾胃濕熱	沖任不調	肝氣鬱結
症狀	主要症狀	臉部起皮疹、粉刺			
	併發症	黑頭或白頭痤瘡居多、鼻息氣熱	皮膚油膩，伴口臭、便秘	月經不調、小腹脹痛	痤瘡長期不癒、堅硬疼痛、色暗不鮮
穴位	主穴	顴髎穴、大椎穴、足三里穴			
	配穴	肺俞穴、尺澤穴	曲池穴、內庭穴	血海穴、三陰交穴	太衝穴、行間穴

基本治療方

1 用手指的指腹依次按摩顴髎穴、大椎穴、足三里穴，每個穴位 3~5 分鐘。
此方法適合任何痤瘡患者。

2 在臉部進行大範圍的按摩，避開痤瘡部位和易感染的部位，力度可以適
當加重，時間 10~15 分鐘。此方法適合任何類型的痤瘡患者。

吳老師教你找對穴

顴髎穴	大椎穴	足三里穴

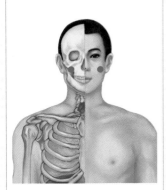

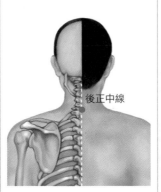

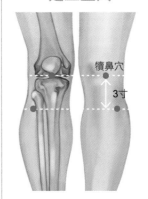

在臉部，顴骨下緣，目外眥直下凹陷中。

在脊柱區，第 7 頸椎棘突下凹陷中，後正中線上。

在小腿前外側，犢鼻穴下 3 寸，脛骨前脊外 1 寸。

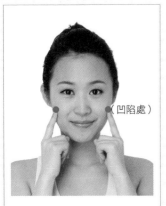

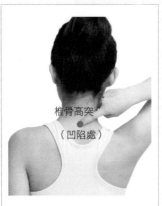

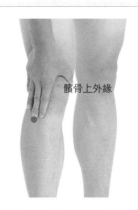

在臉部，顴骨最高點下緣凹陷處即是。

低頭，頸背交界椎骨高突處椎體，下緣凹陷處即是。

站立彎腰，同側手虎口圍住髕骨上外緣，其餘四指向下，中指指尖處即是。

肺氣鬱滯 〉肺俞穴、尺澤穴宣肺氣

1 此型患者是由於肺氣瘀滯、宣降失常，而發於臉部，引發青春痘的，故以黑頭或白頭的粉刺居多。肺俞穴和尺澤穴是治肺要穴，兩穴相配，可以調理肺氣，使肺氣宣降正常，則青春痘自然而癒。

2 取新鮮枇杷60克（去皮核），枇杷葉、薏仁10克。先將枇杷葉洗淨切碎，加適量水煮沸 10~15 分鐘，去掉葉渣後，放入薏仁、枇杷果肉煮粥，也可在粥熟後切碎枇杷果肉，放入其中攪勻，每日作早餐吃。

吳老師教你找對穴

肺俞穴

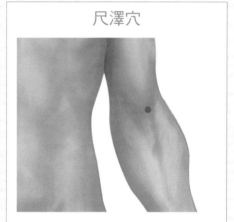

在脊柱區，第 3 胸椎棘突下，後正中線旁開 1.5 寸。

尺澤穴

在肘區，肘橫紋上，肱二頭肌腱的橈側凹陷中。

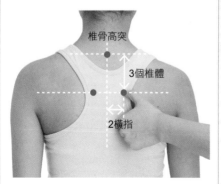

低頭屈頸，頸背交界處椎骨高突向下推 3 個椎體，下緣旁開 2 橫指處即是。

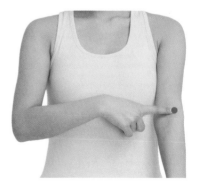

微屈肘，肘橫紋上摸到一大筋（肱二頭肌腱）外側（大拇指一側）的凹陷中。

脾胃濕熱 〉曲池穴、內庭穴清胃熱

1　曲池穴、內庭穴相配，有瀉胃腸實熱的作用，可以祛脾胃濕熱。每次按摩 5~10 分鐘，每日 2 次。

2　取綠豆、薏仁各 25 克，山楂 10 克。洗淨，加水 500 毫升，泡 30 分鐘後煮沸，滾煮幾分鐘後停火，悶 15 分鐘即可。當茶飲，每日 3~5 次，適用於脾胃濕熱型青春痘患者。

吳老師教你找對穴

曲池穴

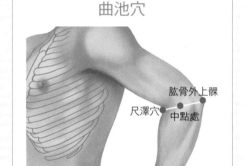

肱骨外上髁
尺澤穴　中點處

在肘部的橈側，當尺澤穴和肱骨外上髁之間的中點處。

內庭穴

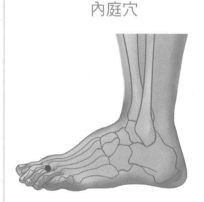

在腳背，第 2、第 3 趾間，趾蹼緣後方赤白肉際處。

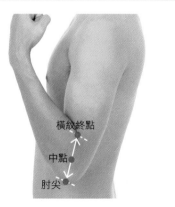

橫紋終點
中點
肘尖

將手肘內彎，取紋頭與肘尖之間的中點即是。

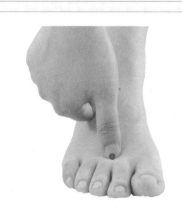

腳背第 2、第 3 趾之間，皮膚顏色深淺交界處即是。

沖任不調 ＞ 調沖任二脈要靠血海穴、三陰交穴

1 血海穴、三陰交穴相配，有調經活血的作用，可以改善月經，對本類型青春痘患者有很好的效果。每次按摩 5~10 分鐘，每日 2 次。

2 分別將當歸、紅花、益母草研末，取各等量，用傷濕止痛膏將藥粉貼敷在膈俞穴、血海穴上，每天換 1 次，此方法適用於伴有內分泌失調、月經紊亂的青春痘患者。

吳老師教你找對穴

血海穴	三陰交穴
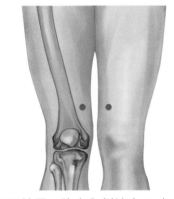	
在股前區，髕底內側端上 2 寸，股四頭肌內側頭隆起處。	在小腿內側，內踝尖上 3 寸，脛骨內側緣後際。

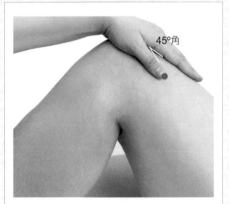

45°角

屈膝 90°，手掌伏於膝蓋上，拇指與其他四指成 45°，拇指指尖處即是。

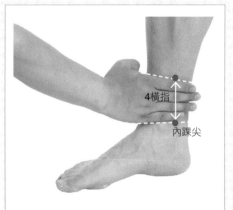

4橫指

內踝尖

手四指併攏，小指下緣靠內踝尖上，食指上緣所在水平線與脛骨後緣交點處即是。

肝氣鬱結 > 太衝穴、行間穴疏肝氣

太衝穴、行間穴為肝經要穴，兩穴配伍，有疏肝理氣的作用，對肝氣鬱結型青春痘有較好的作用。按壓時力量可稍大，以能忍受為度。每次 5~10 分鐘，每日 2 次。

吳老師教你找對穴

太衝穴

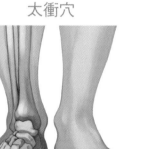

位於人體腳背側，當第 1、第 2 蹠骨間隙的後方凹陷處。

行間穴

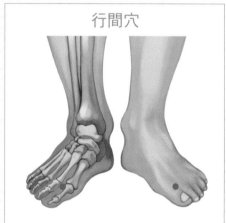

在腳背，第 1、第 2 趾間，趾蹼緣後方赤白肉際處。

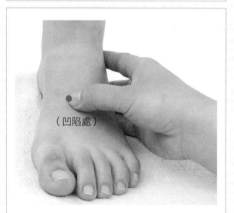

（凹陷處）

腳背，由第 1、第 2 趾間縫紋向足背上推，至兩趾骨結合部前方，有一凹陷處即是。

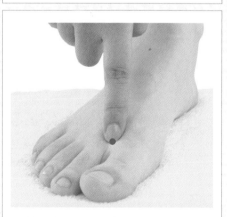

坐位，在腳背部第 1、第 2 趾之間連接處的縫紋頭處即是。

色斑　足三里穴、血海穴 讓色斑淡去

色斑，看似長在臉部，但它與臟腑、經絡、氣血都有關。說到底，它就是氣血瘀滯、脈絡堵塞在皮膚上面的表現。它與肝、脾、腎三臟功能失調最為相關。

當人情志抑鬱的時候，比如工作不順、失戀等，都會導致肝氣鬱結。肝本身是主疏泄宜條達[①]，一旦它失去條達，鬱久就會鬱而化熱，灼傷陰血，進而導致臉部氣滯血瘀、絡脈不暢，引起色斑。

註 1

條達本是形容樹木無拘束地生長，枝條暢達。

用在人體上，則是形容肝氣若條達，氣血就舒暢，而條達的前提須靠肝氣的疏泄作用。

有的人則過食肥甘厚味，或者總是透支自己的體力，久而久之就損傷了脾胃。脾是後天氣血化生之源，它失健運後，氣血就會出現虧虛，不能上榮於面；要麼就是運化不了的食物在體內濕積化熱，滯於肝脾，脈絡阻塞於面，引發色斑。

另外，腎陰不足，陰液不能上榮，虛火上熏於面，燥結成斑；或腎陽不足，不能溫養經脈，寒凝血滯，從而引發色斑，這樣的斑顏色黯黑。產後和更年期的色斑，多與腎虧有密切關係。

當然，日光暴曬、電腦與日光燈輻射等環境異常的因素，自然衰老及長期慢性病，也會引起色斑。但這些都是外因，真正的內因還在於體內氣血的失調。

診斷及穴位方

主要類型		肝氣鬱結	肝腎不足	脾失健運
症狀	主要症狀	面部長色斑		
	併發症	急躁易怒、胸脅脹痛	形寒肢冷、腰膝酸軟無力	面色蒼白或萎黃、神疲乏力
穴位	主穴	足三里穴、血海穴、膈俞穴		
	配穴	肝俞穴、太衝穴	肝俞穴、腎俞穴	脾俞穴、胃俞穴

基本治療方

1 色斑是因為色素的沉澱而產生的，從中醫的角度講，其實就是氣血瘀滯、脈絡不通的表現。足三里穴、血海穴、膈俞穴三穴相配，有生化氣血、活血化瘀的作用，色斑自然也就慢慢淡去了。每次按壓 5~10 分鐘，每日 2 次。

2 杏仁（去皮、搗爛）適量，用蛋白將杏仁泥調勻，睡前擦臉，次日清晨用白酒洗去。長期持續，有祛斑效果。

吳老師教你找對穴

足三里穴	血海穴	膈俞穴
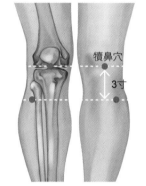	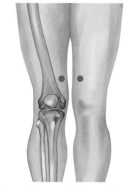	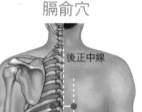
在小腿前外側，犢鼻穴下 3 寸，脛骨前脊外 1 寸。	在股前區，髕底內側端上 2 寸，股四頭肌內側頭隆起處。	在脊柱區，第 7 胸椎棘突下，後正中線旁開 1.5 寸。
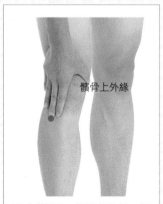	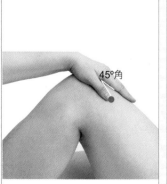	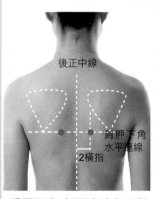
站立彎腰，同側手虎口圍住髕骨上外緣，餘四指向下，中指指尖處即是。	屈膝 90º，手掌伏於膝蓋上，拇指與其他四指成 45º，拇指指尖處即是	肩胛下角水平連線與脊柱相交椎體處，下緣旁開 2 橫指處即是。

肝氣鬱結 ＞ 肝俞穴、太衝穴解鬱結

肝俞穴、太衝穴為調肝要穴，相配能疏肝理氣，對本型患者有較好的調理作用。按壓時力量可稍大，以能忍受為度，每次 5~10 分鐘，每日 2 次。

肝腎不足 ＞ 溫灸肝俞穴、腎俞穴

肝俞穴、腎俞穴是補肝腎要穴，用艾條溫和灸或紅外線燈照射，以皮膚潮紅為度，每次約 15 分鐘，每日 2 次。

吳老師教你找對穴

肝俞穴	太衝穴	腎俞穴
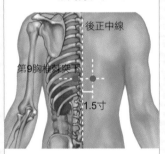	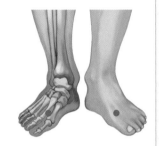	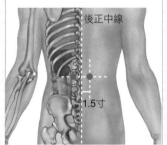
在脊柱區，第 9 胸椎棘突下，後正中線旁開 1.5 寸。	在腳背，當第 1、第 2 蹠骨間，蹠骨底結合部前方凹陷中，或觸及動脈跳動處。	在脊柱區，第 2 腰椎棘突下，後正中線旁開 1.5 寸。
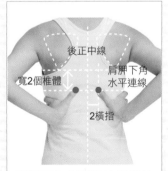	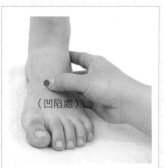	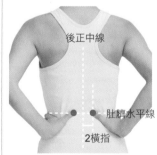
肩胛下角水平連線與脊柱相交椎體處，往下推 2 個椎體，下緣旁開 2 橫指處即是。	腳背，沿第 1、第 2 趾間縫紋向腳背上推，可感有一凹陷處即是。	肚臍水平線與脊柱相交椎體處，後正中線旁開 2 橫指處即是。

脾失健運 > 四君子湯是補脾經典

1 按摩脾俞穴、胃俞穴有很好的健脾胃作用，用力不宜過大，以舒適為度，亦可用艾條溫和灸，以皮膚潮紅為度。每次 5~10 分鐘，每日 2 次。

2 此型患者由於脾失健運，不能正常運化水穀，氣血不上榮面部而致，可配合服用中醫經典方劑四君子湯，即將人參、白朮、茯苓、甘草等四味藥，水煎，溫服。

吳老師教你找對穴

脾俞穴

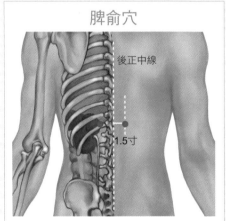

在脊柱區，第 11 胸椎棘突下，後正中線旁開 1.5 寸。

胃俞穴

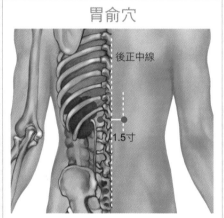

在脊柱區，第 12 胸椎棘突下，後正中線旁開 1.5 寸。

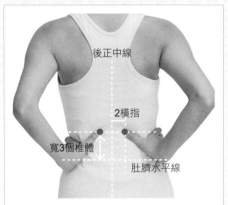

肚臍水平線與脊柱相交椎體處，往上推 3 個椎體，後正中線旁開 2 橫指處即是。

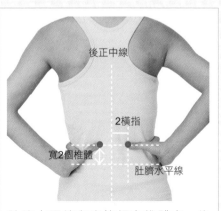

肚臍水平線與脊柱相交椎體處，往上推 2 個椎體，下緣旁開 2 橫指處即是

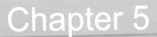

Chapter 5
讓男人自信的穴位方

男人是家庭的支柱,是女人和孩子的天。有晴朗的天、藍藍的天,就會有女人和孩子的歡笑,當然也有男人的幸福與滿足。可是天也有不測風雲,也有陰暗、冰冷的時候,當然也就會少了許多歡笑。

本篇介紹了在長期臨床實踐基礎上總結的男性健康方,能解決一些男人的煩惱。照著做吧,你會更自信、更健康,永遠做女人和孩子晴朗的天、藍藍的天!

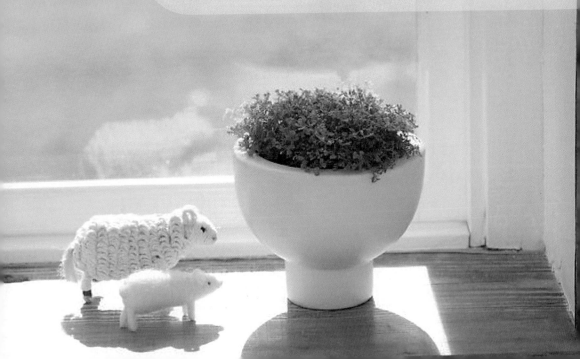

前列腺炎

每天都按
關元穴、曲骨穴

前列腺炎，是最常見的男性疾病。中醫認為，其發病跟下焦的濕、熱、寒、瘀有密切的關係。

《黃帝內經》記載，「傷於濕者，下先受之」。男性以腎為本，其病位多在下焦，而且濕性粘滯、重濁，不僅會阻礙氣機，還易傷陽氣。其症狀常表現為小便不暢，尿末滴白，下腹、會陰、尾椎、生殖器等部位脹痛等。

人體內的濕氣最容易和熱邪相結合，濕熱交蒸是前列腺炎的一個最重要原因。體內一旦熱邪久留，就易灼傷津液，進而壅滯氣機。下焦濕熱的表現為尿頻、尿痛、尿急、小便黃少淋濁、搔癢、熱痛等症狀。在飲食上，喜食過於辛辣食物、肥甘厚味或長期飲酒等不良習慣，都會生濕生熱。

《黃帝內經》記載，「痛者，寒氣多也，有寒故痛也」。如果出現小腹脹痛、睪丸墜脹、陰冷、陽痿、早洩等症，說明該疾病是由寒氣所致。這些寒是從哪兒來的呢？一方面是氣候環境寒冷、過食生冷等外部原因；另一方面，是由患者本身脾腎兩虛引起，脾陽和腎陽不足以溫煦身體，於是體內環境就一片寒涼。

此外，前列腺炎跟「瘀」也有關，這樣的患者往往會出現局部的疼痛不適，痛處固定不移，且以脹痛、刺痛為主。久站久坐、抑鬱、生氣等原因，都可能導致氣血不暢，進而引發氣血瘀滯。

診斷及穴位方

主要類型		痰瘀阻滯	下焦濕熱	脾腎兩虛
症狀	主要症狀	小便不暢，尿末滴白，急性發作時有尿頻、尿急、尿痛		
	併發症	觸診時偏硬，下腹尾椎墜痛、刺痛	前列腺腫大、壓痛明顯，甚至有膿液	小便清長、無力，或時有小便失禁，腰膝酸軟，或伴有陽痿、早洩
穴位	主穴	關元穴、中極穴、曲骨穴		
	配穴	豐隆穴、陰陵泉穴	三陰交穴、陰陵泉穴	腎俞穴、脾俞穴

基本治療方

1 一般來説，各型前列腺炎，都會有局部濕、熱、寒、瘀的存在，不過程度不同而已。關元穴、中極穴、曲骨穴三穴，可以祛除局部濕、熱或寒瘀。按壓時力量可稍大，以患者能耐受為度，加強祛局部濕、熱、寒、瘀的作用。每次 5~10 分鐘，每日 2 次。

2 很多慢性前列腺炎患者，過著長期禁慾的生活，還有一些伴有射精痛的患者，更對房事敬而遠之。實際上，性興奮使得前列腺液分泌增加，頻繁地產生性興奮而不排精，會造成前列腺液積聚在前列腺，為病原體的生長繁殖和散播提供了良好的環境和媒介。所以，患者保持適度規律的房事對疾病康復很有意義。

吳老師教你找對穴

關元穴	中極穴	曲骨穴
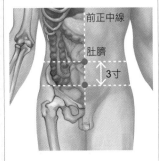	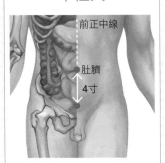	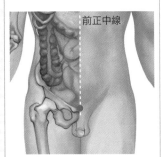
在下腹部，臍中下 3 寸，前正中線上。	在下腹部，臍中下 4 寸，前正中線上。	在下腹部，恥骨聯合上緣，前正中線上。
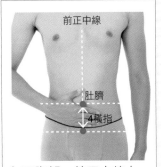	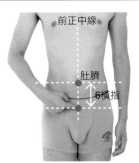	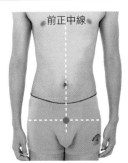
在下腹部，前正中線上，肚臍中央向下 4 橫指處即是。	在下腹部，前正中線上，肚臍中央向下 6 橫指處即是。	在下腹部，前正中線上，從下腹部向下摸到一橫著走行的骨性標誌上緣即是。

痰瘀阻滯 ＞ 豐隆穴、陰陵泉穴健脾化痰

1　豐隆穴是化痰要穴，能治一切痰證。陰陵泉穴是脾經的要穴，能健脾利濕。兩穴相配合，有很好的利濕、化痰瘀的作用。按壓時力量可稍大，以患者能承受為度，每次 5~10 分鐘，每日 2 次。

2　患者可以配合服用中藥湯劑，常用藥物如下：生牡蠣、土茯苓、王不留行、荔枝核各 30 克，川楝子、浙貝母、夏枯草、延胡索各 20 克，桃仁、赤芍、桂枝、茯苓、牡丹皮各 15 克，白芷 10 克。

吳老師教你找對穴

豐隆穴

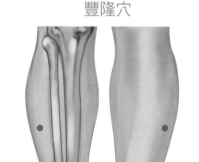

在小腿外側，外踝尖上 8 寸，脛骨前肌的外緣。

陰陵泉穴

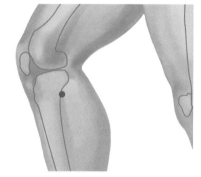

在小腿內側，脛骨內側髁下緣與脛骨內側緣之間的凹陷中。

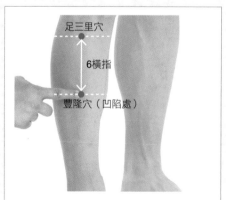

足三里穴

6橫指

豐隆穴（凹陷處）

坐位屈膝，先找到足三里穴，向下量 6 橫指凹陷處即是。

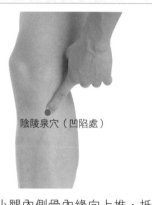

陰陵泉穴（凹陷處）

食指沿小腿內側骨內緣向上推，抵膝關節下，脛骨向內上彎曲凹陷處即是。

下焦濕熱 > 三陰交穴與陰陵泉穴，有效清下焦濕熱

三陰交穴與陰陵泉穴配合，有很好的清利下焦濕熱的作用。按壓時力量可稍大，以患者能耐受為度，每次 5~10 分鐘，每日 2 次。

吳老師教你找對穴

三陰交穴

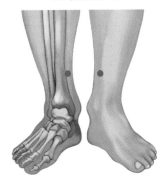

在小腿內側，內踝尖上 3 寸，脛骨內側緣後際。

陰陵泉穴

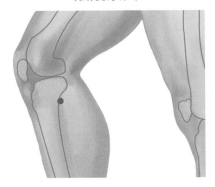

在小腿內側，脛骨內側髁下緣與脛骨內側緣之間的凹陷中。

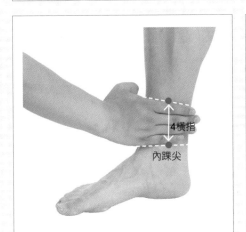

手四指併攏，小指下緣靠內踝尖上，食指上緣所在水平線與脛骨後緣交點處即是。

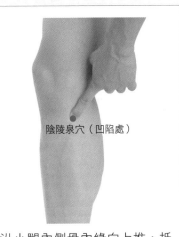

食指沿小腿內側骨內緣向上推，抵膝關節下，脛骨向內上彎曲凹陷處即是。

脾腎兩虛 > 隔蒜灸腎俞穴、脾俞穴補脾腎

腎俞穴、脾俞穴為補臟腑要穴，按壓力量不宜過大，宜用艾條灸，以局部皮膚潮紅為度，隔鹽或蒜灸，療效更好。每次 10~15 分鐘，每日 2 次。

吳老師教你找對穴

腎俞穴

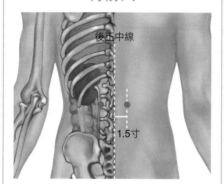

在脊柱區，第 2 腰椎棘突下，後正中線旁開 1.5 寸。

脾俞穴

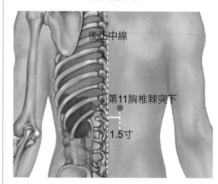

在脊柱區，第 11 胸椎棘突下，後正中線旁開 1.5 寸

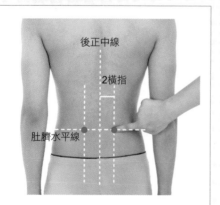

肚臍水平線與脊柱相交椎體處，下緣旁開 2 橫指處。

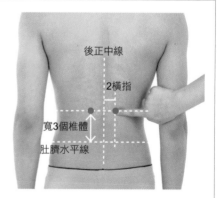

肚臍水平線與脊柱相交椎體處，往上推 3 個椎體，下緣旁開 2 橫指處。

遺精

補腎固精
中極穴、志室穴

男子遺精是指不因性交而精液自行流出的現象，是一種正常的生理現象，本不用擔心，也有人開玩笑地稱之為男性的「經期」。一般來說，男性發育成熟後，如無正常的性生活，每月發生 3~5 次遺精，都是正常現象。但頻繁過多的遺精，則會給身體帶來一定的傷害，如頭暈耳鳴、精神萎靡、失眠多夢等，嚴重的可能導致性功能障礙、不育。中醫學認為，遺精與心腎功能的失常有關，治療時應注意調養心腎兩臟。

診斷及穴位方

主要類型		君相火旺	濕熱下注	腎失封藏
症狀	主要症狀	每月遺精頻繁，甚或夢中遺精而不自知		
	併發症	神疲乏力、心悸易驚	尿色黃、口乾苦、渴不多飲	腰膝酸軟、畏寒肢冷
穴位	主穴	中極穴、志室穴		
	配穴	神門穴、三陰交穴	曲泉穴、行間穴	腎俞穴、關元穴

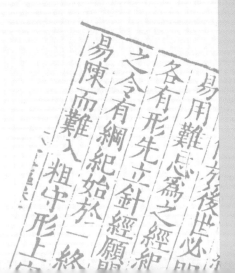

基本治療方

中極穴、志室穴是治療遺精的主穴，兩穴配合，既有補腎固精的作用，又能清泄腎火，補中有泄。治療時，根據患者情況，如虛象明顯，則按壓力量不宜過大；如實象明顯，可加大力量，增強刺激。每穴按摩 5~10 分鐘，每日 2 次。

吳老師教你找對穴

中極穴

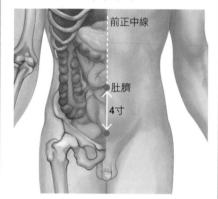

在下腹部，臍中下 4 寸，前正中線上。

志室穴

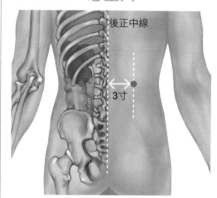

在腰區，第 2 腰椎棘突下，後正中線旁開 3 寸處。

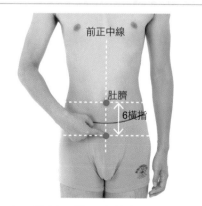

在下腹部，前正中線上，肚臍中央向下 6 橫指處即是。

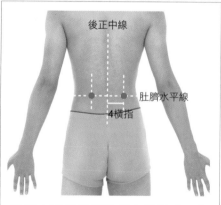

肚臍水平線與脊柱相交椎體處，下緣旁開 4 橫指處即是。

君相火旺 〉神門穴、三陰交穴清心安神

1 神門穴力量可稍大，以患者能承受為度，有瀉心火、寧心神的作用。三陰交穴是肝脾腎三經的交彙處，按壓時宜輕柔，能協調陰陽平衡。

2 取藕節 30 克，蓮鬚 10 克。加水適量，煎煮取汁。飲湯吃藕節，每日 2 次。有清熱瀉火的作用。

吳老師教你找對穴

神門穴

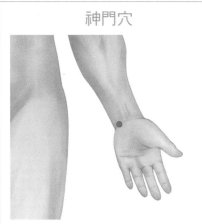

在腕前區，腕掌側遠端橫紋尺側端，尺側腕屈肌腱的橈側緣。

三陰交穴

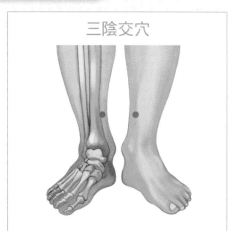

在小腿內側，內踝尖上 3 寸，脛骨內側緣後際。

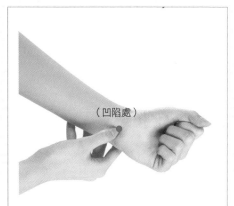

（凹陷處）

微握掌，另手四指握住手腕，曲拇指，指甲尖所到凹陷處即是。

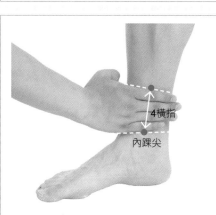

4橫指

內踝尖

手四指併攏，小指下緣靠內踝尖上，食指上緣所在水平線與脛骨後緣交點處即是。

濕熱下注 ＞ 車前子、薏仁清熱利濕

1 曲泉穴、行間穴為肝經經穴，按壓時力量宜大，強刺激，以患者能耐受為度。兩穴配合治療，可以使肝經濕熱從膀胱小便泄出。每穴按摩 5~10 分鐘，每日 2 次。

2 取車前子 12 克（布包），薏仁 50 克。車前子加適量水煮，取汁加入薏仁煮粥。趁溫熱服食，連用 10 日，有清熱利濕的作用。

吳老師教你找對穴

曲泉穴

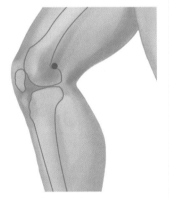

膝部，橫紋內側端，半腱肌肌腱內緣凹陷中。

行間穴

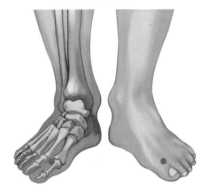

在腳背，第 1、第 2 趾間，趾蹼緣後方赤白肉際處。

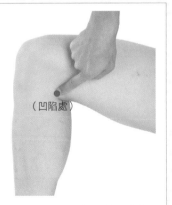

（凹陷處）

膝內側，屈膝時可見膝關節內側面橫紋端，其橫紋頭凹陷處即是。

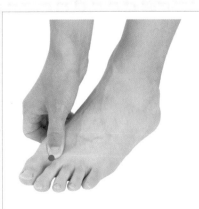

在腳背部第 1、第 2 趾之間連接處的縫紋頭處即是。

腎失封藏 〉灸腎俞穴、關元穴補益腎精

腎俞穴、關元穴為補腎益精要穴，兩穴配合有良好的補腎精作用。宜用艾條溫和灸兩穴，每次 10~15 分鐘，以皮膚潮紅為度，每日 2 次。

吳老師教你找對穴

腎俞穴	關元穴
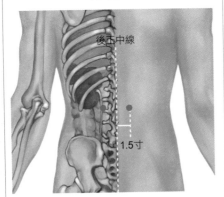	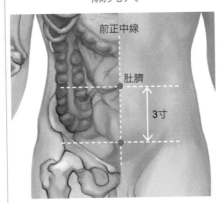
在脊柱區，第 2 腰椎棘突下，後正中線旁開 1.5 寸。	在下腹部，臍中下 3 寸，前正中線上。
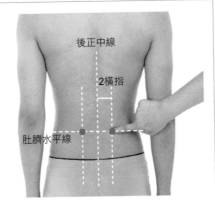	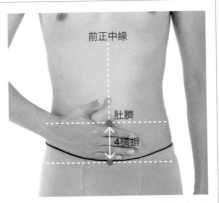
肚臍水平線與脊柱相交椎體處，下緣旁開 2 橫指處即是。	在下腹部，前正中線上，肚臍中央向下 4 橫指處即是。

篇伍

讓男人自信的穴位方

陽痿

關元穴、中極穴
助你「性」福

陽痿是男性不能保持陰莖勃起狀態的一種疾病，屬功能性障礙，一般通過心理治療配合以食療，大部分都能得到很好的效果。陽痿伴有失眠和神經衰弱者，晚飯後宜飲有安神作用的飲料，如酸棗湯、五味子飲等，以保證睡眠。患者應忌飲酒；避免進食油膩食物；可多吃蘋果、柳橙、巧克力等食物，以助治療陽痿。

很多陽痿患者都自己服用補腎壯陽的藥物，結果反而越補越虛，這是為什麼？從中醫角度講，陽痿有很多臨床證型，腎虛只是其中一種，表現為腰膝酸軟、怕冷、大便稀。此類患者多數是由於縱慾過度、耗傷腎陽所致，這時可以選用補腎壯陽的各種中藥，像鹿茸、人參、鹿鞭等。除了腎虛之外，還有濕熱下注等證型，這時就不能隨便進補了。

診斷及穴位方

主要類型		命門火衰	濕熱下注
症狀	主要症狀	陰莖不能勃起或勃起不堅，三個月不能完成性交	
	併發症	性慾減退、畏寒發冷	陰囊濕潤、臊臭，小便黃赤
穴位	主穴	關元穴、中極穴	
	配穴	腎俞穴、命門穴	膀胱俞穴、次髎穴

基本治療方

1 關元穴、中極穴按壓時力度要適中，以患者舒適為度，按摩方向宜向陰莖方向，最好能有點感覺向下放射。每穴按摩 5~10 分鐘，每日 2 次。

2 妻子的態度對男子陽痿的治療效果有很大影響，如果能採取耐心、理解的態度，治療效果就好，反之就不好。妻子也可以給丈夫做一些陰莖局部的按摩，對陽痿的治療也很有幫助。

吳老師教你找對穴

關元穴	中極穴

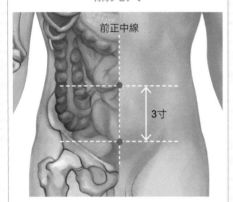

在下腹部，臍中下 3 寸，前正中線上。

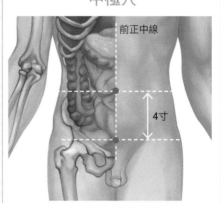

在下腹部，臍中下 4 寸，前正中線上。

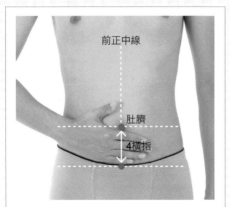

在下腹部，前正中線上，肚臍中央向下 4 橫指處即是。

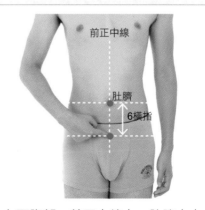

在下腹部，前正中線上，肚臍中央向下 6 橫指處即是。

篇伍

讓男人自信的穴位方

命門火衰 ＞ 韭菜也能壯腎陽

1 腎俞穴、命門穴宜用艾條灸，以補命門之火，如果能用隔鹽或隔蒜灸，效果更好。每次 10~15 分鐘，以皮膚潮紅為度，每日 2 次。

2 取韭菜 150 克、鮮蝦 50 克，炒熟作下酒菜，每周 2~3 次，連食 4 周。對命門火衰型陽痿有較好的作用。

吳老師教你找對穴

腎俞穴	命門穴
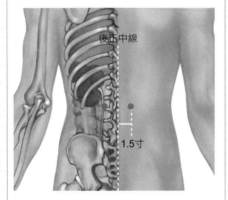	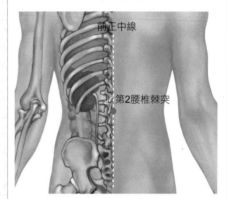
在脊柱區，第 2 腰椎棘突下，後正中線旁開 1.5 寸。	在脊柱區，第 2 腰椎棘突下凹陷中，後正中線上。
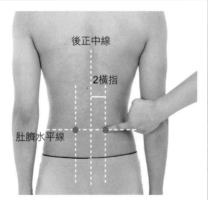	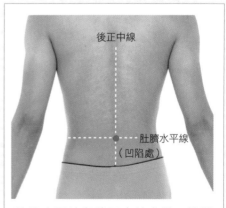
肚臍水平線與脊柱相交椎體處，下緣旁開 2 橫指處即是。	肚臍水平線與後正中線交點，按壓有凹陷處即是。

濕熱下注 〉膀胱俞穴、次 穴瀉下焦濕熱

膀胱俞穴、次髎穴按壓力量可稍重，以患者能耐受為度。兩穴相配，有清利膀胱和精宮濕熱的作用。濕熱除，陰莖不為濕困，自然能夠勃起。

吳老師教你找對穴

膀胱俞穴

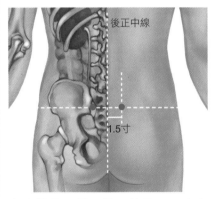

後正中線

1.5寸

在脊椎骨，橫平第 2 後孔，正中脊旁 1.5 寸。

次髎穴

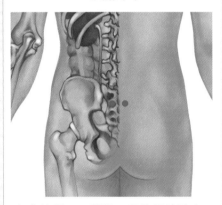

在脊椎骨，正對第 2 脊椎骨後孔中。

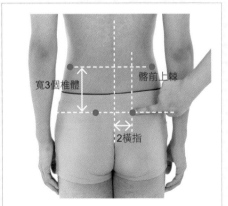

寬3個椎體

髂前上棘

2橫指

兩側髂前上棘連線與脊柱交點，往下推 3 個椎體，旁開量 2 橫指處即是。

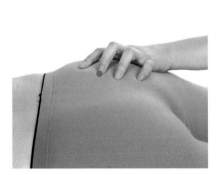

俯臥，術者先找到第 2 脊椎骨棘突，然後向外側移行約 1 橫指，有凹陷處，該圖中指所指位置即是。

早洩 志室穴、關元穴 延長你的時間

早洩是最常見的男性性功能障礙之一，它是指男性的陰莖在勃起後，未進入陰道即射精，或能進入陰道但很快射精，致使夫妻生活不和諧。早洩多是由精神因素而引起，工作和生活壓力過大、焦慮、失眠等，均可成為早洩的誘因。除按摩外，還有一種方法可以治療早洩：每天坐著配合呼吸做 20 分鐘縮肛，要用力，能有效提高男性的性能力。

如果是陰虛陽亢型早洩患者，不要食用過於辛熱的食品，例如羊肉，避免加重病情。腎氣不固的早洩患者，平時多吃一些具有補腎固精作用的食物，例如牡蠣、豬腰、鱉、文蛤、胡桃肉、芡實、栗子等。

特別要注意的是，中醫對本病的防治，強調辨證施治，依照各種不同的體質類型對症下藥，不能單純使用壯陽藥物。盲目濫用壯陽藥物，未必能提高性功能，反而會導致其他疾病。

診斷及穴位方

主要類型		陰虛陽亢	腎氣不固
症狀	主要症狀	一觸即洩或性交前即射精	
	併發症	虛煩不眠、陽事易舉	性慾減退、早洩滑精
穴位	主穴	志室穴、關元穴	
	配穴	照海穴、行間穴	腎俞穴、太溪穴

基本治療方

1　志室穴、關元穴為補腎要穴，且能清利下焦。在本型中，兩穴相配，有滋補腎陰、平抑虛陽的作用。每穴按摩 5~10 分鐘，力量適中，每日 2 次。

2　早洩者要注意一些可能的病因，如伴有包皮過長者可到醫院做手術，陰莖過於敏感者可戴保險套給予緩解，性交時要放鬆心情，夫妻間要加強語言交流等。

吳老師教你找對穴

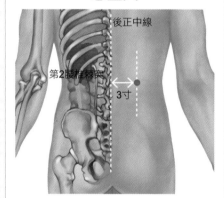

志室穴

在腰區，第 2 腰椎棘突下，後正中線旁開 3 寸處。

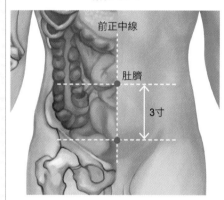

關元穴

在下腹部，臍中下 3 寸，前正中線上。

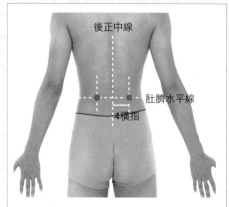

肚臍水平線與脊柱相交椎體處，下緣旁開 4 橫指處即是。

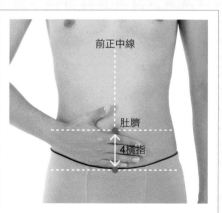

在下腹部，前正中線上，肚臍中央向下 4 橫指處即是。

陰虛陽亢 > 照海穴、行間穴滋陰潛陽

照海穴是腎經穴，能滋腎陰；行間穴是肝經穴，可泄肝熱。兩穴配合，能達到滋陰潛陽的作用。按壓照海穴時力量不宜過大，行間穴可稍加大力度，這樣能加強滋陰潛陽功效。每穴按摩 5~10 分鐘，每日 2 次。

吳老師教你找對穴

照海穴

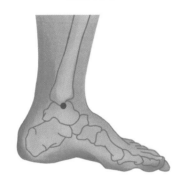

在踝區，內踝尖下 1 寸，內踝下緣邊際凹陷中。

行間穴

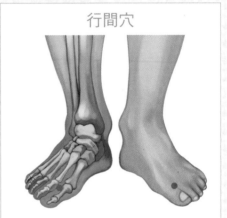

在腳背，第 1、第 2 趾間，趾蹼緣後方赤白肉際處。

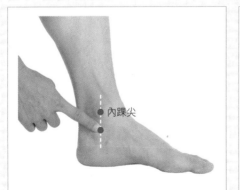

內踝尖

坐位垂足，由內踝尖垂直向下推，至下緣凹陷處，按壓有酸痛感處即是。

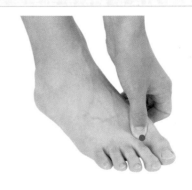

坐位，在腳背部第 1、第 2 兩趾之間連接處的縫紋頭處即是。

腎氣不固 > 灸腎俞穴、太溪穴固腎氣

1 輕揉腎俞穴、太溪穴有補腎作用，兩穴配合，每穴按摩 5~10 分鐘，每日 2 次。用艾條灸或隔蒜灸效果更好，每次 10~15 分鐘，以皮膚潮紅為度，每日 2 次。

2 取金櫻子 100 克，蜂蜜 200 克。將金櫻子洗淨，加水煮熬 2 小時，倒出湯後再加水煮，如此 4 次。將 4 次湯合到一起，繼續煮收汁，由稀轉濃後，加入蜂蜜拌勻，冷卻後，去掉泡沫即可。平日服用，每次 1 湯匙，每日 3 次。

吳老師教你找對穴

腎俞穴

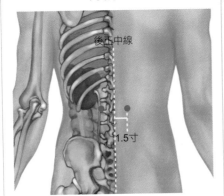

在脊柱區，第 2 腰椎棘突下，後正中線旁開 1.5 寸。

太溪穴

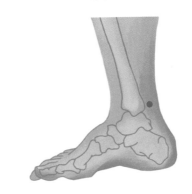

在踝區，內踝尖與跟腱之間的凹陷中。

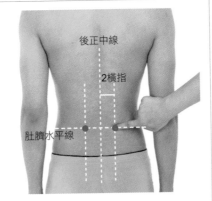

肚臍水平線與脊柱相交椎體處，下緣旁開 2 橫指處即是。

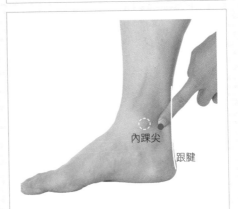

坐位垂足，由足內踝向後推至與跟腱之間凹陷處即是。

Chapter 6

讓兒童健康成長
的穴位方

有句話說：孩子是家庭的希望，國家的棟樑。話雖
是老生常談，可一點都不過時。孩子一生病，全
家都著急。到醫院的小兒科去晃一遭，看到的都是大
人們焦急的面容。有的父母說：寧願是我生病，只要
孩子健康就行。話是這麼說，疾病並不領情，說來就
來。本章介紹了在長期臨床實踐的基礎上，總結出的
治療常見兒童疾病的穴位方。只要照著學、照著做，
就會讓孩子說來就來的病，說走就走。

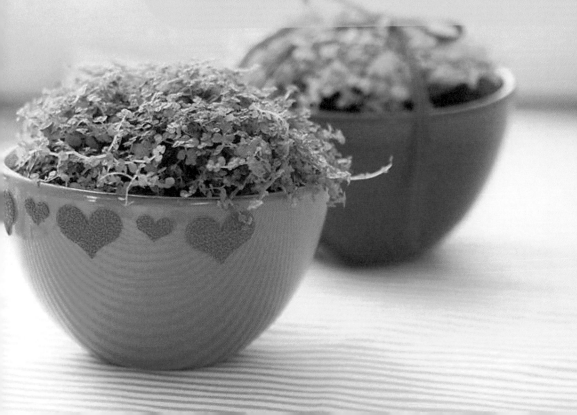

小兒反覆感冒

刮痧
5 分鐘

小孩經常感冒的根源在肺和脾。中醫認為，肺主氣。肺氣能夠補益體表以抵抗外邪，從而不易受寒氣或熱氣的侵襲。否則，衛外功能薄弱，就易反覆感冒。其實，肺氣就相當於西醫所說的抵抗力，肺氣不足，說明小孩的抵抗力弱。另外，小孩的脾常不足。如果父母的護理不當，小孩吃得過多或過少、偏食或挑食等，都會導致脾胃虛弱。脾是氣血的化生之源，脾失去運化的能力後，就會導致肺氣不足，這樣的孩子非常容易著涼或受熱，引發感冒，而且感冒久久不癒

診斷及穴位方

主要類型	肺脾兩虛
症狀	反覆的呼吸道感染、喉嚨痛或鼻塞流鼻涕，或伴有不同程度的發熱，或噴嚏連連，形體瘦弱或虛胖，面色萎黃或臉色蒼白
穴位方	肺俞穴、脾俞穴、氣海穴、足三里穴

基本治療方

1 選取肺俞穴、脾俞穴、氣海穴、足三里穴，每個穴位按摩 2~3 分鐘，手法要輕柔。此法適合任何感冒類型的兒童患者。不感冒的時候按摩，具有預防感冒的作用。也可以依次對這些穴位用艾條溫和灸，每個穴位灸 3 分鐘左右。感冒期間，可以每天灸 1 次。不感冒的時候，隔天灸 1 次，具有很好的保健效果。

2 手拿刮痧板，從上向下刮拭背部膀胱經的循行部位，重點刮拭肺俞穴、脾俞穴。然後，再接著刮拭下肢的脾經、胃經的循行部位，重點刮拭足三里穴。刮拭力道要輕，每次刮拭 3~5 分鐘即可。

吳老師教你找對穴

肺俞穴

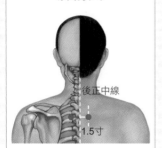

在脊柱區，第 3 胸椎棘突下，後正中線旁開 1.5 寸。

脾俞穴

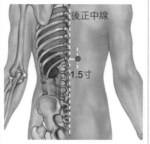

在脊柱區，第 11 胸椎棘突下，後正中線旁開 1.5 寸。

氣海穴

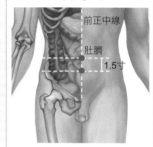

在下腹部，臍中下 1.5 寸，前正中線上。

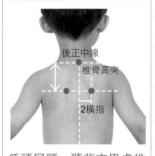

低頭屈頸，頸背交界處椎骨高突向下推 3 個椎體，下緣旁開 2 橫指處即是。

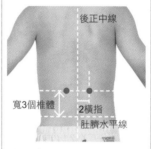

肚臍水平線與脊柱相交椎體處，往上推 3 個椎體，下緣旁開 2 橫指處即是。

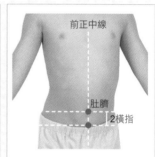

在下腹部，前正中線上，肚臍中央向下 2 橫指處即是。

足三里穴

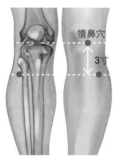

在小腿前外側，犢鼻穴下 3 寸，脛骨前脊外 1 寸。

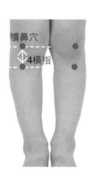

先找到犢鼻穴，向下量 4 橫指即是。

小兒厭食

用萊菔子、雞內金敷肚臍

孩子厭食跟脾胃薄弱有很大的關係，吃進的食物消化不了，積滯體內，久而久之，腸胃也跟著出問題，反過來又影響了食慾。這時候，父母要注意的是，不要總是過分擔憂孩子營養不夠或不夠胖，而採用各種方法強迫孩子吃東西，這樣一方面過食使孩子消化不良，胃腸功能損傷；另一方面，長期如此，孩子心裡也會萌生出叛逆心理，開始厭惡飲食，導致食慾低下。

另外，孩子不懂得衛生常識，容易感染寄生蟲，若蟲體繁殖過多，也會傷害脾胃，擾亂正常的消化吸收機能，這也是導致孩子厭食的一個因素。

診斷及穴位方

主要類型	脾胃薄弱
症狀	食慾減退，或拒食，或進食後食物停滯在胃腸道不能消化，常伴有腹脹飽滿、腹痛、嘔吐，大便腥臭或稀或乾
穴位方	中脘穴、天樞穴、腹結穴、足三里穴、下脘穴

基本治療方

1 用手指指腹依次按摩中脘穴、下脘穴、腹結穴、天樞穴、足三里穴，手法要輕柔，每個穴位按摩 2~3 分鐘。此法適合所有的厭食兒童。

2 取萊菔子、雞內金各等份，研末。取適量的藥物，敷在肚臍上，用傷濕止痛膏固定。每次敷 3~5 小時，每天 1 次。

吳老師教你找對穴

中脘穴、下脘穴

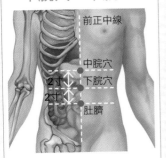

中脘穴在上腹部，臍中上4寸，前正中線上；下脘穴在臍中上2寸。

天樞穴

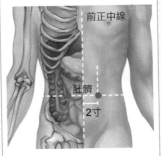

在腹部，橫平臍中，前正中線旁開2寸。

腹結穴

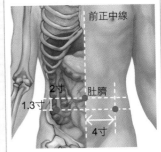

在下腹部，臍中下1.3寸，前正中線旁開4寸。

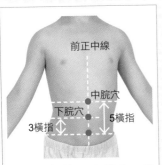

中脘穴在前正中線上，肚臍中央向上5橫指處；下脘穴在肚臍向上3橫指處。

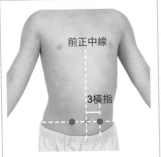

肚臍旁開3橫指，按壓有酸脹感處即是。

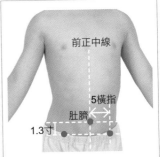

在肚臍中央下1.3寸，再旁開5橫指處即是。

足三里穴

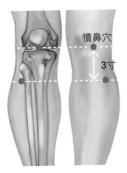

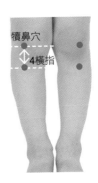

在小腿前外側，犢鼻穴下3寸，脛骨前脊外1寸。　先找到犢鼻穴，向下量4橫指即是。

小兒疳積① 按揉足三里穴

目前，兒童罹患疳積大多是由營養失衡造成。雖然現在生活水準提高了，但是父母們還缺乏營養常識，生怕孩子缺了營養、吃不飽，總是餵一大堆高營養食物。殊不知，這些肥甘厚味孩子吃多了，不僅不能被身體全部吸收，反而會加重脾胃的負擔，傷害了脾胃之氣，耗傷氣血津液，滯積中焦，表現出腹部膨隆，即肚子越來越大，四肢卻還是很瘦。如果疳積的時間過長，還會使得孩子進一步氣血兩虧，身體變得越來越虛弱。

> **註 1**
>
> 疳積是由多種慢性疾患引起的一種疾病，以面黃肌瘦、毛髮稀疏枯焦、腹部膨脹，精神痿靡為症狀。一般多見於 5 歲以下的嬰幼兒。

診斷及穴位方

主要類型	脾失健運
症狀	形體消瘦、體重不增、腹部脹滿、吃飯不香、精神不振、夜眠不安、大便不調、嘴裡常有惡臭
穴位方	中脘穴、天樞穴、上巨虛穴、足三里穴

基本治療方

1 用手指指腹依次按摩中脘穴、天樞穴、上巨虛穴、足三里穴，手法要輕柔，每個穴位按摩 2~3 分鐘。此法適合所有的疳積兒童。

2 取萊菔子、神曲各 15 克，白米 50 克。將萊菔子和神曲用小紗布袋包好，放在鍋中，與白米一起煮粥。最後，取出紗布袋，喝粥即可。

中脘穴

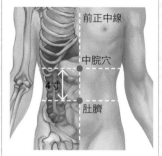

在上腹部,臍中上 4 寸,前正中線上。

天樞穴

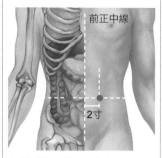

在腹部,橫平臍中,前正中線旁開 2 寸。

足三里穴

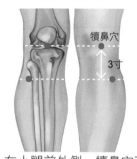

在小腿前外側,犢鼻穴下 3 寸,脛骨前脊外 1 寸。

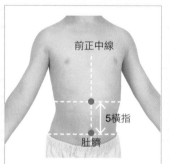

在上腹部,正中線上,肚臍中央向上 5 橫指處。

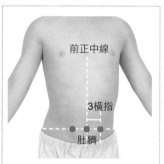

肚臍旁開 3 橫指,按壓有酸脹感處即是。

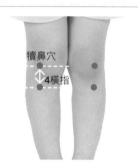

先找到犢鼻穴,向下量 4 橫指即是。

上巨虛穴

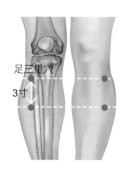

在小腿前外側,足三里穴下 3 寸。

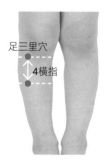

先找到足三里穴,向下量 4 橫指即是。

小兒遺尿　韭菜子止尿

遺尿就是俗稱的「尿床」。一般是指 3 歲以上的兒童睡眠時小便自遺，醒後才發覺的一種現象。

正常嬰幼兒 1 歲半以後能夠逐步自我控制小便，3 歲以內不能自己控制夜間小便仍屬正常的生理現象。3 歲以上，尤其是 5 歲以上的兒童夜間仍不能自主小便，那就是病態了。若遺尿長期不癒，會使兒童在精神上、心理上產生自卑感，影響孩子的身心健康，使小孩的智力和體格發育受到影響。

診斷及穴位方

主要類型		脾胃薄弱	肺脾氣虛
症狀	主症	睡中遺尿，醒後方覺	
	併發症	面色浮白、小便清長而頻數、足涼手涼、腰膝酸軟	尿頻而量不多、神疲乏力、食慾不振、氣短聲怯、大便溏薄
穴位方	主穴	三陰交穴、中極穴、膀胱俞穴	
	配穴	關元穴、腎俞穴	足三里穴、陰陵泉穴

基本治療方

1　中極穴、膀胱俞穴宜用艾條溫和灸，隔鹽或蒜灸效果更好，以皮膚潮紅為度。以上穴位操作，每次 10~15 分鐘，每日 2 次。

2　三陰交穴以輕柔手法按壓，每次 3~5 分鐘，每日 2 次。

3　韭菜子 9 克研末，和麵粉混合，一起做餅，蒸熟後早晚食，連食 3~5 日，以後視病情而定。用於本病之輕證。

吳老師教你找對穴

中極穴

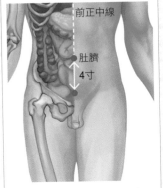

在下腹部，臍中下 4 寸，前正中線上。

膀胱俞穴

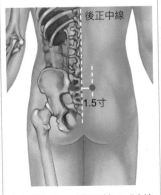

在脊椎骨，橫平第 2 骶後孔，正中脊旁開 1.5 寸。

三陰交穴

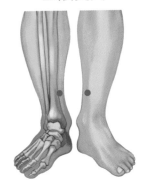

在小腿內側，內踝尖上 3 寸，脛骨內側緣後際。

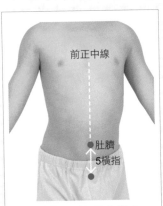

在下腹部，前正中線上，肚臍向下 5 橫指處即是

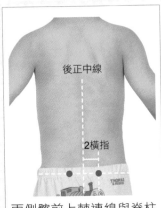

兩側髂前上棘連線與脊柱交點，往下推 3 個椎體，旁開量 2 橫指處即是。

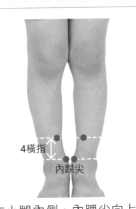

在小腿內側，內踝尖向上量 4 橫指。

腎陽不足 ＞ 桑螵蛸加紅糖，也能補腎

1　關元穴、腎俞穴是補腎陽要穴，以艾條灸或隔附子餅灸效果最好。以皮膚潮紅為度，每次 10~15 分鐘，每日 2 次。

2　桑螵蛸 3 克加紅糖適量，開水調服，連服 10 個月，有補腎陽、止尿的作用。

吳老師教你找對穴

關元穴

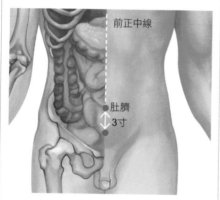

在下腹部，臍中下 3 寸，前正中線上。

腎俞穴

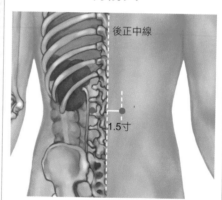

在脊柱區，第 2 腰椎棘突下，後正中線旁開 1.5 寸。

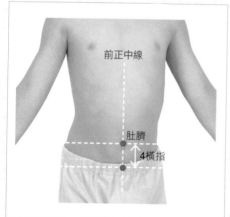

在下腹部，前正中線上，肚臍中央向下 4 橫指處。

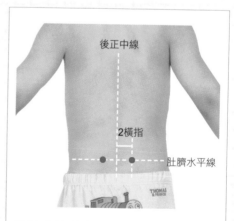

肚臍水平線與脊柱相交椎體處，下緣旁開 2 橫指處。

肺脾氣虛 > 足三里穴、陰陵泉穴可補肺脾之氣

灸足三里穴、陰陵泉穴可以補益肺脾之氣，以皮膚潮紅為度，每次 10~15 分鐘，每日 2 次。

吳老師教你找對穴

足三里穴

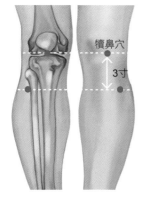

在小腿前外側，犢鼻穴下 3 寸，脛骨前脊外 1 寸。

陰陵泉穴

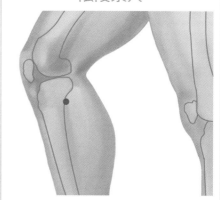

小腿內側，脛骨內側髁下緣與脛骨內側緣之間的凹陷中。

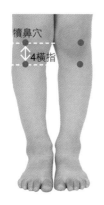

先找到犢鼻穴，向下量 4 橫指即是。

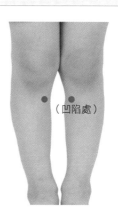

拇指沿小腿內側骨內緣向上推，抵膝關節下，脛骨向內上彎曲凹陷處。

小兒過動症

四神聰穴能集中注意力

中醫認　，兒童屬於「稚陰稚陽」之體。什麼是陽呢？相當於我們說的「氣」，指的是各臟腑的功能活動；而陰則是指體內的精、血、津液等。如果陽氣偏旺的話，孩子就活潑好動；陽氣偏弱，孩子就會沉靜、內斂。

大家知道，兒童體質脆弱，稚陰未長，再加上生機蓬勃，對陰精物質的需求增多，非常容易引起陰虛陽亢的變化，這種變化就是兒童過動症的最主要原因。而且，幼兒期是人一生中肝氣初生的時候，少陽之氣特別旺盛，中醫稱「肝常有餘」，孩子性急、煩吵、脾氣大。

兒童過動症表現出來，就是孩子注意力難以集中，或集中的時間比較短，活動過度，情緒不穩定，衝動任性，常常伴隨學習困難，但是智力在正常範圍內。

診斷及穴位方

主要類型		肝腎陰虛	心脾不足	心腎不足
症狀	主症	注意力不集中、活動過度、情緒不穩定		
	併發症	煩躁容易發怒、動作笨拙、手腳心熱、咽喉乾燥	多動而不暴躁，體形消瘦或者虛胖，記憶力差，多有自汗、盜汗	自控能力差、多動不安、遺尿、夜間夢多、或者腰酸、臉色發暗
穴位方	主穴	四神聰穴、神門穴、三陰交穴		
	配穴	風池穴、風府穴	神堂穴、神藏穴	心俞穴、腎俞穴

基本治療方

1　四神聰穴是經外奇穴[①]，也是安神、醒腦、開竅的
　　要穴。與神門穴、三陰交穴相配，能益智、除煩、
　　安神。因為過動症小孩不易與大人配合，按壓時力
　　量不宜過大，以舒適為主。每次按摩約 10 分鐘，
　　每日 2 次。

> **註 1**
>
> 經外奇穴，即是
> 在十四經穴之外
> 的穴位。

2　含水楊酸鹽多的食品（如番茄、蘋果、橘子等），某些食品添加劑，如
　　調味用的胡椒油、味精，高糖食物，油條等油炸類含鋁過多的食物或使
　　用含鉛過高的食具及某些食用色素，對兒童過動症的治療有影響，應避
　　免食用。

吳老師教你找對穴

四神聰穴	神門穴	三陰交穴
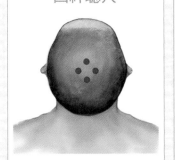	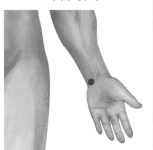	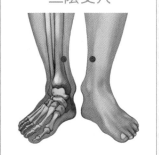
在頭部，百會穴前、後、左、右各旁開 1 寸，共四穴。	在腕前區，腕掌側遠端橫紋尺側端，尺側腕屈肌腱的橈側緣。	在小腿內側，內踝尖上 3 寸，脛骨內側緣後際。
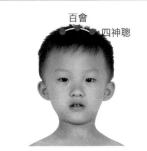	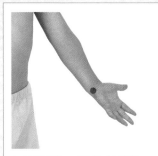	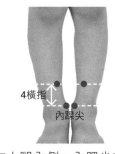
先找百會穴，其前後左右各量 1 橫指處即是，共四穴。	在腕掌側，靠近身體的一端。	在小腿內側，內踝尖向上量 4 橫指。

肝腎陰虛 > 灸「風穴」補肝腎陰

用艾條依次溫灸風池穴、風府穴，每個穴位灸 1~2 分鐘。溫灸這些「風穴」，能夠平肝熄風、調和氣血。此法適合肝腎陰虛型兼有虛陽上擾的患者。

吳老師教你找對穴

風池穴	風府穴

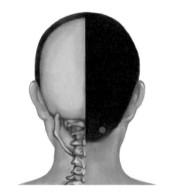

在頸後區，枕骨之下，胸鎖乳突肌上端與斜方肌上端之間的凹陷中。

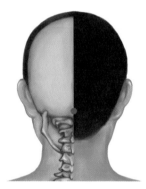

在頸後，枕外隆突直下，枕骨下緣，兩側斜方肌之間凹陷中。

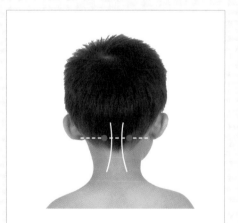

正坐，後頭骨下兩條大筋外緣陷窩中，與耳垂齊平處即是。

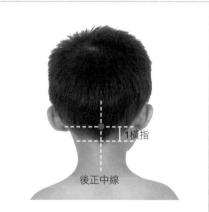

1橫指

後正中線

沿脊柱向上，入後髮際上 1 橫指處即是。

心脾不足 > 灸「神穴」安心神

用艾條依次溫灸神堂穴、神藏穴，且交替灸左右兩側的穴位。常常溫灸這些「神穴」，有助於安撫過動症孩子的心神。此法適合心脾不足的患者。

心腎不足 > 吃豬心補神心

取豬心1個，茯神、酸棗仁各15克，遠志10克，生薑絲少許。茯神、酸棗仁、遠志下煲，每次用清水適量（約1碗量）煎半小時，共煎2次，混合後去渣留液於鍋中。豬心剖開洗淨、切片，與薑絲一起放入，滾沸後改小火滾至豬心熟透，收湯，加入適量鹽、油調味。可隨時製作食用，不拘時，長期食用，有調補心腎的作用。

吳老師教你找對穴

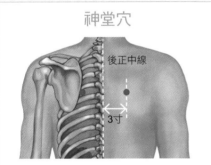

神堂穴

在脊柱區，第5胸椎棘突下，後正中線旁開3寸。

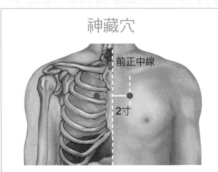

神藏穴

在胸部，第2肋間隙，前正中線旁開2寸。

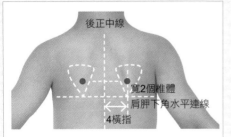

肩胛下角水平連線與脊柱相交椎體處，往上推2個椎體，下緣旁開4橫指處即是。

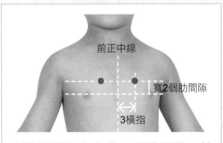

自乳頭垂直向上推2個肋間隙，該肋間隙中，由前正中線旁開3橫指處。

附錄 1
四季養生特效穴，春夏秋冬健康過

春季　按摩太衝穴、敲膽經能養肝

到了春天，人體氣血從內臟向四肢調動，而肝是調動氣血的重要臟器。所以說，春氣和肝氣相通。這時候，肝氣旺盛而生發，但是如果肝氣生發太過或是肝氣鬱結，都容易損傷肝臟，因此春季護肝非常重要。

基本治療方

1　太衝穴與肝功能有著非常密切的關係。春季常按摩太衝穴，可以疏通肝氣，進而通暢全身氣機，達到護肝養生的目的。

2　膽經[①]之氣與肝經相通，通過敲膽經的方法也可以疏通肝經之氣，從而達到養肝的目的。具體方法是：一腿抬起架住，從大腿外側跟盆骨交接處的環跳穴開始，往膝蓋的方向敲，敲 4 下到膝蓋，每敲打 4 下算 1 次。每天敲左右大腿各 50 次，可促進肝的疏泄功能。

> **註 1**
>
> 足少陽膽經起於眼外角瞳子髎穴，經脈分兩路，經頭部、身體側面以及足外側，止於足四趾端外側足竅陰穴。

吳老師教你找對穴

太衝穴

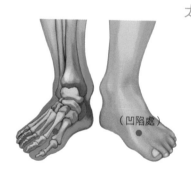

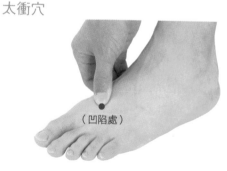

（凹陷處）

（凹陷處）

位於人體足背側，當第 1 蹠骨間隙的後方凹陷處。

坐位，由第 1、第 2 趾間縫紋向足背上推，至第 1、第 2 趾骨結合部前方，可感到有一凹陷處即是。

夏季

百會穴、內關穴 通陽寧神

夏天萬物繁茂，也是人體新陳代謝最為旺盛的時期。夏天心氣旺，人體通過調動心的氣血運行來加強生長功能。所以，夏天是養心的最佳時期，此時調養心、治療心病就比其他時候效果要好得多。然而，夏季心神最易受擾，人容易出現心煩、失眠、汗多、煩躁等症狀，所以夏天最要注意養心安神。否則，傷了心，秋天就會罹患呼吸系統方面的疾病，從而降低適應秋天的能力。

基本治療方

1　夏天暑濕重，會困遏陽氣，所以人會有昏昏沉沉的感覺。按摩百會穴、印堂穴、內關穴，可以振奮陽氣，讓人神清目爽。以上三穴，每次按摩約 10 分鐘，每日 2 次，有夏季養生保健的作用。

2　蓮子心雖然味道比較苦，但善於清心火、健脾胃，直接泡水代茶飲或加白米同煮成粥都可以。烏梅也有解熱除煩的作用，夏天時，辦公室的零食則可以換成冰糖烏梅之類。

吳老師教你找對穴

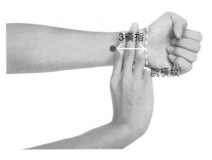

內關穴

在前臂前區，腕掌側遠端橫紋上 2 寸，掌長肌腱與橈側腕屈肌腱之間。　　微屈腕握拳，從腕橫紋向上量 3 橫指，兩條索狀筋之間即是。

秋季　必按清肺大穴

中醫認為，肺屬金，與秋季相應。秋天肺當旺，所以應利用「肺當旺」的趨勢養肺、調肺、治肺病。秋季，人們常感到口乾舌燥，容易「上火」，這些燥象最先影響的就是肺。而肺又是一個很嬌嫩的臟器，它最怕燥，一旦被燥邪所傷就易出現氣逆、喘咳、口乾鼻乾、咳痰黏稠等病證。所以，秋天養生原則是養肺生津。肺與大腸的關係十分密切，所以便秘的人常常會覺得胸悶。肺又開竅於鼻，有鼻炎的人常常也會感到肺部的不適。

基本治療方

1　秋季養肺的三個要穴：迎香穴、魚際穴、照海穴。迎香穴在鼻部，是大腸經穴，能通肺與大腸兩臟之氣；魚際穴有很好的清肺作用；照海穴通過滋腎陰而滋肺陰，可潤肺。這三穴各有所主，又相互配合，有很好的秋季養生作用。這三穴每次各按摩約 10 分鐘，每日 2 次。

2　在秋季，人們可通過食療來「除秋燥、養肺陰」，比如，可以適當地多吃梨、荸薺、蜂蜜、銀耳、蘋果、葡萄、蘿蔔、蓮藕、百合、冰糖、鴨肉等滋陰潤燥的食物。

吳老師教你找對穴

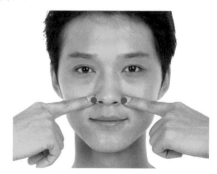

迎香穴

在臉部，鼻翼外緣中點，鼻唇溝中。

雙手輕握拳，食指指尖貼鼻翼兩側，食指指尖處即是。

冬季 每天艾灸腎俞穴

冬天，草木凋零，百蟲蟄伏，是萬物閉藏的季節，人的氣血也都藏到裡面了。人體各臟器經過一年的辛苦後，逐漸進入休整狀態，也就是相對的「冬眠」狀態。中醫認為，冬季與腎氣相通，養生應以養腎為主。冬季養生重要的是養腎防寒助「火力」。人體能量和熱量的總來源在於腎，就是人們常說的「火力」。「火力」旺，反映腎臟功能強，生命力也強；反之則生命力弱。

基本治療方

1 關元穴、腎俞穴是冬季養生補腎要穴，每次按摩約 10 分鐘，每日 2 次，能補腎氣、腎陽。冬天氣候寒冷，也可用艾條灸關元穴、腎俞穴，則溫補腎氣、腎陽，散寒之力更著。

2 冬季進補的最佳時間有三種說法：一是立冬後至立春前；二是冬至前後；三是三九天。通常認為冬至前後進補最佳，這時候，可以適當多吃些羊肉、白蘿蔔、核桃、栗子、番薯等熱量相對高的食物。

吳老師教你找對穴

腎俞穴

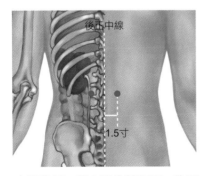

在脊柱區，第 2 腰椎棘突下，後正中線旁開 1.5 寸。

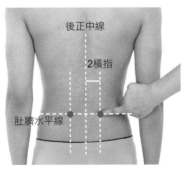

肚臍水平線與脊柱相交椎體處，後正中線旁開 2 橫指處即是。

附錄 2　簡易穴位速查表

一按見效 吳中朝教你按出自癒力與免疫力

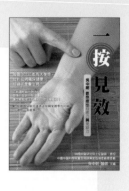

作　　者	吳中朝
發 行 人	林敬彬
主　　編	楊安瑜
責任編輯	陳亮均、林子揚
助理編輯	黃亭維
內頁編排	洪祥閔、李香儒
封面設計	洪祥閔
編輯協力	陳于雯、丁顯維

出　　版	大都會文化事業有限公司
發　　行	大都會文化事業有限公司
	11051 台北市信義區基隆路一段 432 號 4 樓之 9
	讀者服務專線：（02）27235216
	讀者服務傳真：（02）27235220
	電子郵件信箱：metro@ms21.hinet.net
	網　　　址：www.metrobook.com.tw
郵政劃撥	14050529 大都會文化事業有限公司
出版日期	2018 年 5 月修訂初版一刷
定　　價	420 元
Ｉ Ｓ Ｂ Ｎ	978-986-96238-5-8
書　　號	Health⁺120

Metropolitan Culture Enterprise Co., Ltd.
4F-9, Double Hero Bldg., 432, Keelung Rd., Sec. 1,
Taipei 11051, Taiwan
Tel: +886-2-2723-5216　Fax: +886-2-2723-5220
Web-site: www.metrobook.com.tw
E-mail: metro@ms21.hinet.net

©2012 吳中朝 主編・漢竹 編著
◎本書由江蘇科學技術出版社／鳳凰漢竹授權繁體字版之出版發行
◎本書如有缺頁、破損、裝訂錯誤，請寄回本公司更換

Cover Photography: front, © Monika Wisniewska - Fotolia.com / #50141736

國家圖書館出版品預行編目（CIP）資料

一按見效：吳中朝教你按出自癒力與免疫力／吳中朝著 . --
修訂初版 . -- 臺北市：大都會文化，2018.05
256 面；　17x23 公分

ISBN 978-986-96238-5-8（平裝）
1. 穴位療法 2. 按摩

413.915　　　　　　　　　　　　　　　　107006006

大都會文化　讀者服務卡

書名：**一按見效**　吳中朝教你按出 自癒力與免疫力

謝謝您選擇了這本書！期待您的支持與建議，讓我們能有更多聯繫與互動的機會。

A. 您在何時購得本書：_____年_____月_____日

B. 您在何處購得本書：_____書店，位於_____(市、縣)

C. 您從哪裡得知本書的消息：

　　1.□書店　2.□報章雜誌　3.□電台活動　4.□網路資訊

　　5.□書籤宣傳品等　6.□親友介紹　7.□書評　8.□其他

D. 您購買本書的動機：（可複選）

　　1.□對主題或內容感興趣　2.□工作需要　3.□生活需要

　　4.□自我進修　5.□內容為流行熱門話題　6.□其他

E. 您最喜歡本書的：（可複選）

　　1.□內容題材　2.□字體大小　3.□翻譯文筆　4.□封面　5.□編排方式　6.□其他

F. 您認為本書的封面：1.□非常出色　2.□普通　3.□毫不起眼　4.□其他

G. 您認為本書的編排：1.□非常出色　2.□普通　3.□毫不起眼　4.□其他

H. 您通常以哪些方式購書：(可複選)

　　1.□逛書店　2.□書展　3.□劃撥郵購　4.□團體訂購　5.□網路購書　6.□其他

I. 您希望我們出版哪類書籍：（可複選）

　　1.□旅遊　2.□流行文化　3.□生活休閒　4.□美容保養　5.□散文小品

　　6.□科學新知　7.□藝術音樂　8.□致富理財　9.□工商企管　10.□科幻推理

　　11.□史地類　12.□勵志傳記　13.□電影小說　14.□語言學習（____語）

　　15.□幽默諧趣　16.□其他

J. 您對本書(系)的建議：

_____

K. 您對本出版社的建議：

_____

讀者小檔案

姓名：_____　性別：□男　□女　生日：____年____月____日

年齡：□20歲以下 □21～30歲 □31～40歲　□41～50歲 □51歲以上

職業：1.□學生 2.□軍公教 3.□大眾傳播 4.□服務業 5.□金融業 6.□製造業

　　　7.□資訊業 8.□自由業 9.□家管 10.□退休 11.□其他

學歷：□國小或以下 □國中 □高中／高職 □大學／大專 □研究所以上

通訊地址：_____

電話：（H）_____（O）_____　傳真：_____

行動電話：_____　E-Mail：_____

◎謝謝您購買本書，也歡迎您加入我們的會員，請上大都會文化網站 www.metrobook.com.tw
登錄您的資料。您將不定期收到最新圖書優惠資訊和電子報。

一按見效

吳中朝教你按出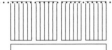自癒力與免疫力

北 區 郵 政 管 理 局
登記證北台字第9125號
免 貼 郵 票

大都會文化事業有限公司

讀 者 服 務 部 收

11051台北市基隆路一段432號4樓之9

寄回這張服務卡〔免貼郵票〕
您可以：
◎不定期收到最新出版訊息
◎參加各項回饋優惠活動

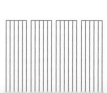

女性經絡穴位
保養圖典

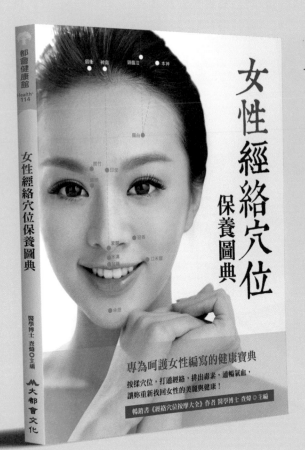

作者：查煒 博士

醫學博士，中國南京國際針灸培訓中心針灸學教研室主任、南京中醫藥大學國際教育學院、世界衛生組織傳統醫學合作中心副教授、研究生導師，中國針灸學會會員。

編著出版各類著作逾40部，其中主編《經絡穴位按摩大全》（大都會文化 出版）榮獲健康類書籍排行榜Top 1、銷售量Top 1及好評Top 1等頭銜，上市至今再版40刷以及網路書店五顆星評價超過35,000則。

定價：350元

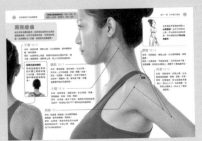

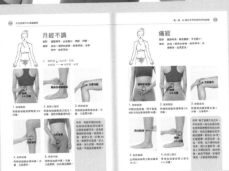

現代女性必學！
經常按摩穴位，讓妳病痛少一點，美麗健康多一點！

女性一生要經歷經期、孕期、產期，還有更年期，身體的變化和病痛總是如影隨形。

本書收錄409個常用穴位的功效主治和取穴方法，精選當今女性關注的穴位美容、穴位瘦身、穴位治療常見病等按摩療法，並針對女性健康特別重要的穴位附有按摩手法圖，簡單清晰明瞭。

此外，對於女性痛經、乳腺炎、子宮肌瘤、不孕症、產後腰痛、更年期症候群等多發病，本書說明了詳細的按摩步驟和按摩療程，並提供可搭配使用的簡單易行的食療方法。

只要按揉穴位，打通經絡，令體內毒素排出，氣血就會通暢，不僅有助於恢復健康，更能為女性的美麗加分！

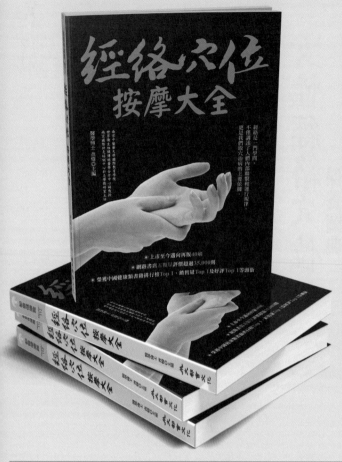

經絡穴位 按摩大全

上市至今邁向再版40刷！
網路書店五顆星評價超過35,000則！
榮獲中國健康類書籍排行榜Top 1、
銷售量Top 1及好評 Top1 等頭銜！

作者：查煒 博士

《中華推拿療法》雜誌專家編委
《中華實用醫藥》雜誌常務編委
中國推拿網特邀編委

醫學博士，中國南京國際針灸培訓中心針灸學
教研室主任、南京中醫藥大學國際教育學院、
世界衛生組織傳統醫學合作中心副教授、研究
生導師，中國針灸學會會員。
編著出版各類著作逾40部。

定價：450元

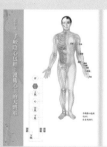
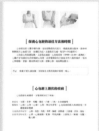
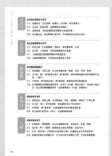
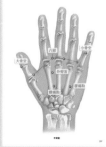

找穴不出錯，久按成良醫

經絡是聯繫人體臟腑與肢體、讓氣血運行的
通路。大者是經脈，其分支稱絡脈。人要活
得健康，就要維護並維持氣血的營養。

本書依照人體中的各個經絡，完整列出全身
上下409個人體大穴，並佐以雙圖，讓你迅速
找出穴位位置。同時介紹60種平日常見病症
的按摩方法，讓你只要一不舒服，就可以馬
上緩解身體的不適。另外更收錄12個特效穴
位，讓我們在不同季節可以自行按摩，調養
臟腑與體質。

**特效穴位按摩圖冊，一次通通收錄！讓你絕
對按到位！**

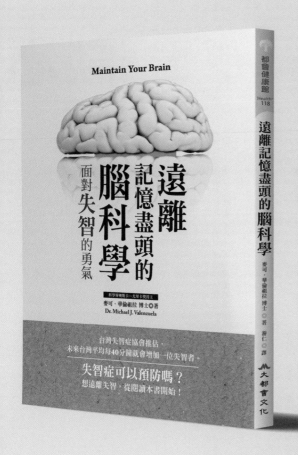

遠離記憶盡頭的腦科學
面對失智的勇氣

作者：麥可・華倫祖拉 博士
Dr. Michael J. Valenzuela

從1999年開始研究大腦老化和失智症，並在2006年因為研究大腦活動和失智症風險的降低，而獲得澳洲博物館所頒發的科學界奧斯卡——尤里卡獎（Australian Museum Eureka Prize）。

華倫祖拉教授最早是在中風和血管性失智症的領域中致力於心理學研究，於雪梨大學讀完醫學院，並且在新南威爾斯大學拿到博士學位，之後在雪梨的威爾斯親王醫院當了一陣子醫生，最後在2006年時重新回到新南威爾斯大學的精神病學系（School of Psychiatry）從事研究，現在是大學裡的資深研究員，同時領導再生神經科學團隊（Regenerative Neuroscience Group）。

定價：350元

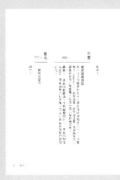
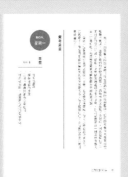

這本書附上相當有益的提示和食譜，非常值得閱讀，它會引導你擁有更健康的生活前景，並改善你對預防失智症的觀點。
——Debbie Phillips《昆士蘭時報》

降低罹患失智症風險的出色實用建議。
——Amazon讀者MAURICE J RUBINO四顆星推薦

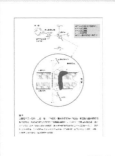

致力於研究大腦老化和失智症的華倫祖拉博士，藉由本書告訴我們，失智症雖然令人絕望，但現今人們主要罹患的失智症大多不是先天，有些失智症的主要危險因子其實是可以加以改變的，所以想要把患病風險降到最低，我們有很多能做。

預防失智症，刻不容緩，從閱讀本書開始實踐！

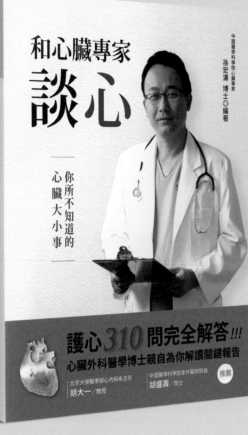

和心臟專家 談 心

作者：孫宏濤 博士

醫學博士、留德博士後、中國醫學科學院阜外醫院心臟外科副教授、副主任醫師。中國醫師協會心血管外科分會國際交流委員會副主任委員，歐美同學會德奧分會理事。多家主流醫療健康報紙、雜誌專欄作者。

2002年畢業於協和醫科大學研究生院，獲心血管外科博士學位後留校工作至今。

2008年、2010年二次赴德國心臟中心工作、學習。

接受過嚴格的國內外心血管外科領域臨床、科研訓練，致力於冠心病、瓣膜手術，尤其二尖瓣成形手術、肥厚性阻塞性心肌症手術與基礎研究、微創先心病手術。

定價：380元

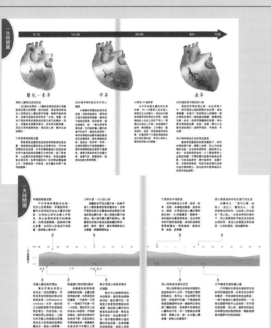

心臟疾病——現代人不容忽視的健康課題！
所有你該知道的心臟疾病相關知識完整收錄

世界衛生組織指出，心血管疾病是全球健康的頭號殺手，近20年來，心臟疾病盤踞國人十大死因第二位！

現代人常見的心臟及心血管問題，高血壓、冠心病、心律不整、心臟衰竭……等，如何診斷、治療、預防？

中國醫學科學院心臟外科專家 孫宏濤博士談「心事」——全書逾11萬字，40個影片、80段錄音，一問一答，深入淺出，鉅細靡遺，全面解析患者應該認識、最想諮詢的問題！

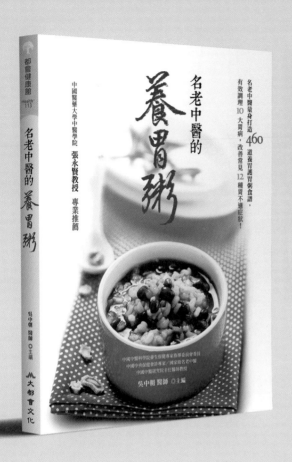

名老中醫的 養胃粥

作者：吳中朝 醫師

吳教授三十餘年間，一直辛勤工作，在臨床、教學、科研工作的第一線，以療效說話，親自為10萬民患者看診，風雨無阻，在為眾多的胃病、胃不適的患者看診的過程中總結了大量實踐經驗，並教給患者如何改善和預防胃病，被患者讚為「醫術精湛、醫德高尚」。

近二十多年來，吳教授在中醫藥抗衰老應用及臨床研究、老年病、腦部疾病、美容保健等方面，獲得許多研究成果。先後發表專業論文論著60餘篇，專著10餘部，並多次獲不同級別的科技進步獎。曾十多次應邀或由中國外派赴國外進行醫療和講學，並長期擔任中國本科生、研究生等不同層次的臨床與理論課程的教學，主持多項國家級繼續教育專案。

定價：380元

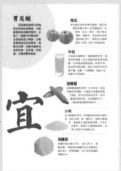
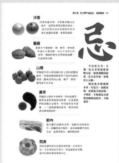
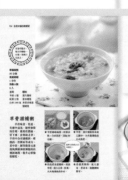
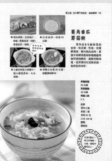

三分治七分養，名老中醫以粥顧好胃

現代人因為忙碌，常常忽略自己的身體，一忙起來連吃飯的時間也沒有，或是工作到很晚回家才吃。

這些壞習慣日積月累下來，會讓胃生病，胃一有問題，吸收能力降低，連帶影響整個人的身體狀況。

怎麼養胃才能既健康又沒有負擔呢？本書由從醫三十多年的中醫師將自身心血精心編纂，從不同胃病切入，對症飲粥，改善症狀；另外還針對不同性別、年齡層所推薦的養生粥，讓人身強體健，養顏美容。

一碗粥改善你的胃！

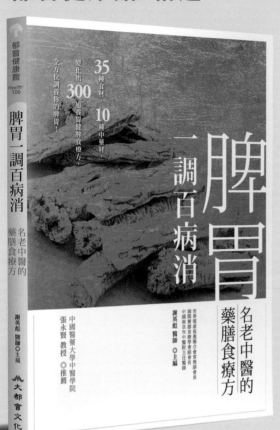

脾胃一調百病消
名老中醫的藥膳食療方

作者：謝英彪 醫師

脾胃方面著名的老中醫，在中國從醫50餘年，秉承中醫養治結合的理念，大力提倡以食補代替藥補，將食物的保健功效發揮到極致。

他是國家級重點學科「中醫養生學」學術帶頭人、中國突出貢獻科普作家，筆耕不輟，創作了多部脾胃保健科普書。他把中醫裡晦澀難懂的脾胃理論，變成民眾手中的養生寶典，希望能把健康的脾胃送還給每一個人。被授予中國「全國中醫藥科學普及金話筒獎」、中國「全國首屆百名中醫藥科普專家」等稱號。著有《不被癌細胞突襲的200種飲食對策：天然食材驚人活用術，謝英彪教授教你排毒活血、防癌抗癌，全面提升免疫力》（大都會文化出版）、《老方精粹：大國醫50年妙手配藥的回春智慧》（大都會文化出版）。

定價：350元

指出病灶＋藥膳食療＋按摩艾灸
360度全面照顧好脾胃！

脾與胃在人體的主要作用，就是將吃進的食物轉化為氣血，維持生命的正常運行。如果脾胃不好，人就容易沒有活力，甚至常常生病。
因此想要擁有健康的身體，就得先從養護脾胃開始！

謝英彪醫師將現代營養學與傳統中醫學結合，讓你了解各種食物的營養價值，以及加倍發揮養脾護胃功效。透過藥膳食療的方式，並佐以簡單的穴位按摩，調理出健康的脾胃！

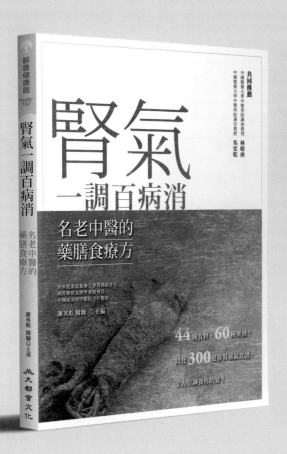

腎氣一調百病消
名老中醫的藥膳食療方

作者：謝英彪 醫師

脾胃方面著名的老中醫，在中國從醫50餘年，秉承中醫養治結合的理念，大力提倡以食補代替藥補，將食物的保健功效發揮到極致。

他是國家級重點學科「中醫養生學」學術帶頭人、中國突出貢獻科普作家，筆耕不輟，創作了多部脾胃保健科普書。他把中醫裡晦澀難懂的脾胃理論，變成民眾手中的養生寶典，希望能把健康的脾胃送還給每一個人。被授予中國「全國中醫藥科學普及金話筒獎」、中國「全國首屆百名中醫藥科普專家」等稱號。著有《不被癌細胞突襲的200種飲食對策：天然食材驚人活用術，謝英彪教授教你排毒活血、防癌抗癌，全面提升免疫力》（大都會文化出版）、《老方精粹：大國醫50年妙手配藥的回春智慧》（大都會文化出版）。

定價：350元

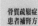

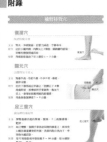

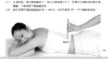

**黑色食物＋天然食材＋補腎藥酒
幫你輕鬆調養出健康的腎！**

許多人對「養腎」、「補腎」這些詞有所誤解，認為補腎就是壯陽，是男性才需要注意的事，或認為罹患腎病才需要補腎，以及年輕人不需要養腎……其實這些都是不正確的觀念。

把腎養好，能增加免疫力，減緩老化速度，讓人氣充足、筋骨強健！

從醫五十年，謝英彪醫師從日常生活中的天然食物取材，透過食療的調理方式，強化養腎補氣功效。同時針對腎虛的相異情況，提出各類食補與藥酒的建議，讓你輕鬆養腎，常保身體健康！

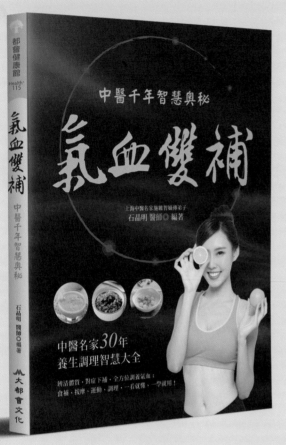

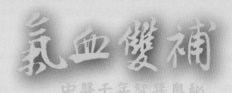

作者：石晶明　醫師

上海中醫名家施維智嫡傳弟子

為上海中醫名家施維智先生嫡傳弟子，潛心研究中醫養生保健，關注穴位保健30餘年，具有豐富的臨床經驗。作為中醫養生保健的專家，業餘時間他筆耕不輟，身兼醫學保健專欄作家，一直致力於向廣大群眾推廣健康知識。

在他看來，很多疾病都是氣血不足造成的，把氣血調理好，慢慢地，小病小痛也會遠離你。他寫的養生書，看得懂，學得會，用得上，已經出版的《黃帝內經：對症養五臟(二版)》、《五臟排毒一身輕》、《《本草綱目》飲食調養全書：教你用老祖先智慧養全家人健康》、《一灸見效：古法艾灸的簡易祛病方》等醫療保健圖書，深受讀者喜愛。

定價：380元

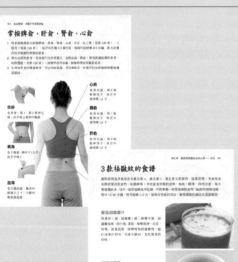

氣和血是健康的第一道門檻

很多人都知道氣血很重要，但對於如何補氣血卻往往一知半解，看到別人怎麼補自己也怎麼補，殊不知補錯反而傷身。這本包含中醫專家三十年養生保健智慧的氣血雙補大全，讓補氣血不再是難事！

本書特色：

◎先辨清體質，再對症調理，避免補錯反傷身
◎深入剖析補氣血食材和藥材，羅列「氣血雙補搭檔」使功效加倍，不再吃錯耗氣血
◎針對現代人常見病症，以中醫開方的形式，從食療、取穴、中成藥三方面調養氣血
◎針對女性、男性、孩童易患病症，以中醫開方的形式，提議易行有用的全方位氣血調理

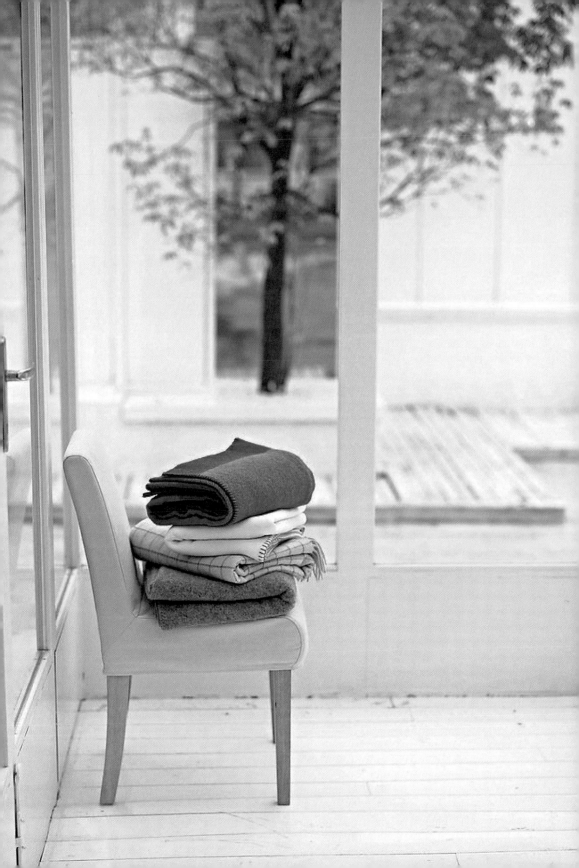

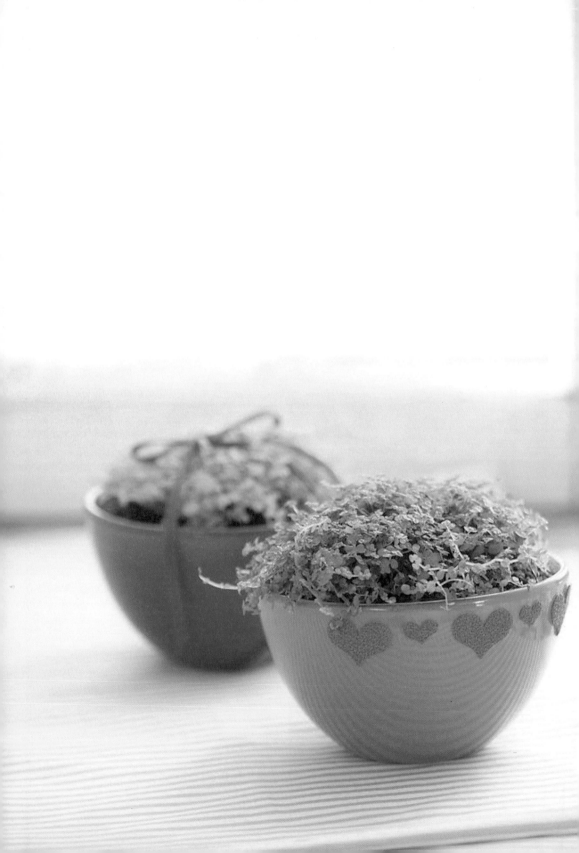

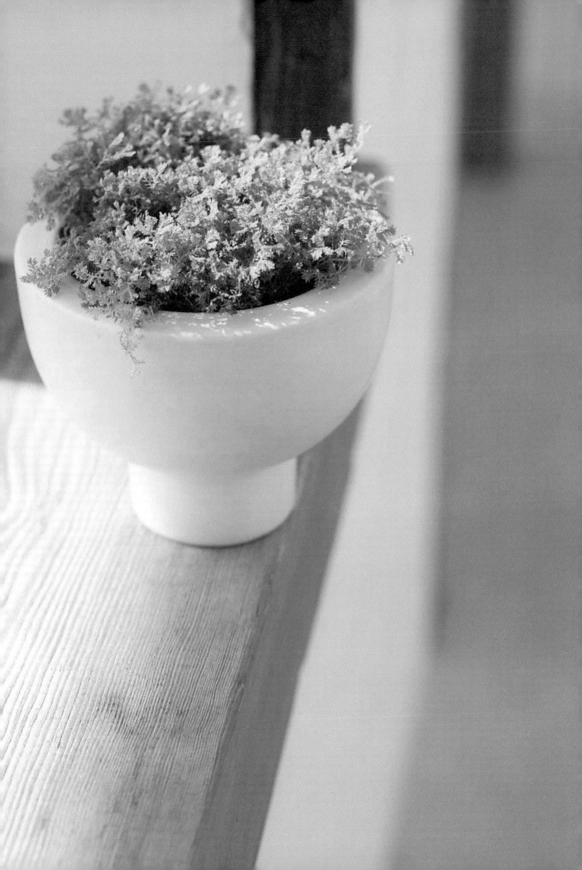

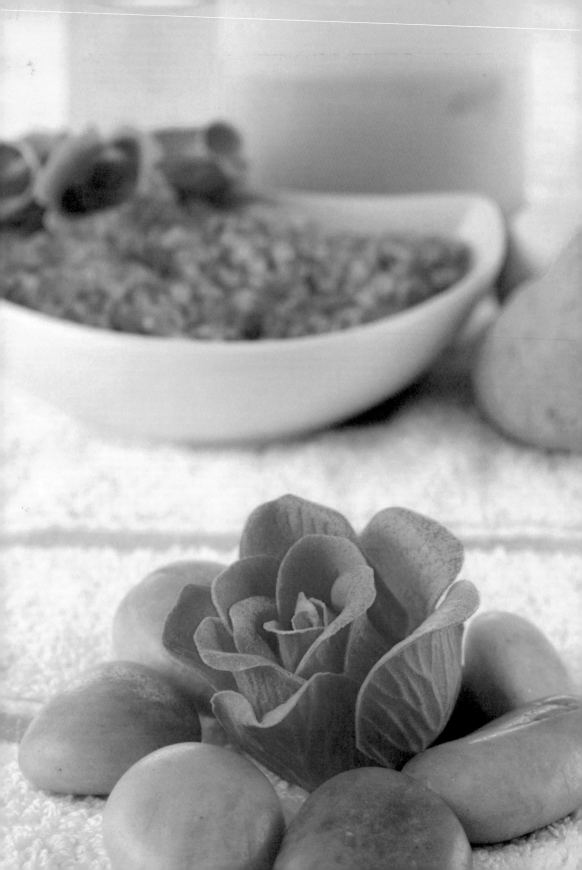